中医养生速查宝典

中药功效速查

周林 编著

中国科学技术出版社
·北京·

图书在版编目（CIP）数据

中药功效速查 / 周林编著 . -- 北京：中国科学技术出版社，2025. 6. -- ISBN 978-7-5236-1454-9

Ⅰ . R285

中国国家版本馆 CIP 数据核字第 202597Z7F1 号

策划编辑　韩　翔　于　雷
责任编辑　韩　翔
装帧设计　翰墨漫童
责任印制　徐　飞

出　　版　中国科学技术出版社
发　　行　中国科学技术出版社有限公司
地　　址　北京市海淀区中关村南大街 16 号
邮　　编　100081
发行电话　010-62173865
传　　真　010-62179148
网　　址　http://www.cspbooks.com.cn

开　　本　880mm × 1230mm　1/64
字　　数　78 千字
印　　张　2.5
版　　次　2025 年 6 月第 1 版
印　　次　2025 年 6 月第 1 次印刷
印　　刷　鸿鹄（唐山）印务有限公司
书　　号　ISBN 978-7-5236-1454-9
定　　价　25.00 元

内容提要

本书是一本全面介绍中药功效的实用手册，内容覆盖了中药养生常识及各类中药的功效与应用。全书为读者深入介绍了补益类、化痰止咳类、清热类、理血类、理气类、安神类、解表类，以及祛风湿类等中药，每一章都详细阐述了各类中药的特点、功效和适用症状。书中不仅包含了传统中药方剂的精华，还特别强调了药物之间的对比和配伍，使得读者能够更加精准地理解和记忆中药的功效。本书适合广大中医药爱好者和专业人士作为学习和参考之用，是一本中药功效查询的便捷工具书。

目录

第一章 补益类养生中药

补气药 / 2

大枣 / 2
人参 / 3
黄芪 / 4
山药 / 5
西洋参 / 6
白术 / 7
白扁豆 / 8
蜂蜜 / 9
甘草 / 10

补血药 / 11

何首乌 / 11
阿胶 / 12
当归 / 13
熟地黄 / 14
白芍 / 15
桂圆肉 / 16

补阳药 / 17

杜仲 / 17
冬虫夏草 / 18
淫羊藿 / 19
益智仁 / 20
肉苁蓉 / 21
蛤蚧 / 22
补骨脂 / 23
鹿茸 / 24

补阴药 / 25

枸杞子 / 25
百合 / 26
天冬 / 27
麦冬 / 28
黑芝麻 / 29

玉竹 / 30
石斛 / 31
桑椹 / 32

化痰止咳类养生中药 第二章

化痰药 / 34
贝母 / 34
海藻 / 35
桔梗 / 36
瓜蒌 / 37
半夏 / 38
胖大海 / 39
止咳平喘药 / 40
白果 / 40
苦杏仁 / 42
枇杷叶 / 43
款冬花 / 44
苏子 / 45
百部 / 46
桑白皮 / 47
紫菀 / 48

清热类养生中药 第三章

清热解毒药 / 50
板蓝根 / 50
金银花 / 51
连翘 / 52
鱼腥草 / 53
野菊花 / 54
白花蛇舌草 / 55
蒲公英 / 56
穿心莲 / 57
绿豆 / 58
清热燥湿药 / 59
黄连 / 59
黄柏 / 60
清热泻火药 / 61

决明子 / 61
夏枯草 / 62
清热凉血药 / 63
玄参 / 63
赤芍 / 64
水牛角 / 65
生地黄 / 66
紫草 / 67
牡丹皮 / 68

第四章 理血类养生中药

凉血止血药 / 70
大蓟 / 70
槐花 / 71
地榆 / 72
白茅根 / 73
侧柏叶 / 74
化瘀止血药 / 75
三七 / 75
白及 / 76
活血止痛药 / 77
川芎 / 77
郁金 / 78
活血调经药 / 79
红花 / 79
王不留行 / 80
益母草 / 81
月季花 / 82
艾叶 / 83
丹参 / 84
桃仁 / 85
破血消癥药 / 86
水蛭 / 86

第五章 理气类养生中药

玫瑰花 / 88
陈皮 / 89
佛手 / 90
香附 / 91

檀香 / 92
沉香 / 93
薤白 / 94
荔枝核 / 95
枳实 / 96

第六章 渗湿利水类养生中药

茯苓 / 98
薏苡仁 / 99
玉米须 / 100
冬瓜皮 / 102
葫芦 / 103
车前子 / 104
泽泻 / 105
茵陈 / 106

第七章 安神类养生中药

柏子仁 / 108
酸枣仁 / 109
远志 / 110
合欢皮 / 112
夜交藤 / 113
灵芝 / 114

第八章 解表类养生中药

辛温解表药 / 116

香薷 / 116
紫苏 / 117
防风 / 118

辛凉解表药 / 119

葛根 / 119
柴胡 / 120
菊花 / 122
薄荷 / 124

第九章 泻下类养生中药

攻下药 / 126

番泻叶 / 126
芦荟 / 128
大黄 / 130

峻下逐水药 / 131

牵牛子 / 131

润下药 / 132

火麻仁 / 132

第十章 消导类养生中药

鸡内金 / 134
神曲 / 136
莱菔子 / 138
山楂/ 140
麦芽 / 141
鸡矢藤 / 142

第十一章 祛风湿类养生中药

桑寄生 / 144
威灵仙 / 145
苍耳子 / 146
独活 / 147
木瓜 / 148
丝瓜络 / 149
桑枝 / 150
路路通 / 151
五加皮 / 152

编者公告

本书旨在为广大读者提供养生保健参考，并非医疗手册。书中所提供的信息不能代替医生的诊疗与处方。如果您怀疑自己身患疾病，建议应及时去医院进行必要的诊断与治疗。

第一章 补益类养生中药

大枣

补脾和胃，益气生津

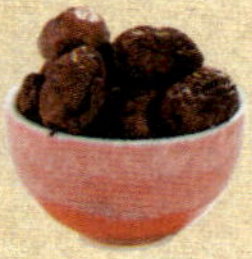

别名	红枣。
性味功效	性温，味甘。归脾、胃经。补中益气，养血安神。
用法用量	水煎服，10～30克，或3～10个。

功效主治

◎用于中气不足及脾胃虚弱引起的体倦、乏力、食少等。

◎用于血虚引起的面黄、头晕、眼花、女性月经量少及色淡等。

◎用于心虚肝郁引起的精神恍惚、睡眠不佳、神志失常等。

用药禁忌

◎大枣易助湿壅气、生痰蕴热，故有实热、痰热、湿盛、气滞等症者不宜用。

◎鲜枣进食过多可引起腹泻。

◎大枣不宜与葱同用，会导致脾胃不和。

◎食枣后应及时漱口，否则易引起齿黄或龋病。

人参

大补元气，复脉固脱

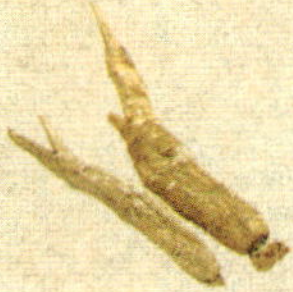

别名	黄参、地精。
性味功效	性温，味甘、微苦。归脾、肺经。大补元气，补脾益肺，生津。
用法用量	水煎服，5~10克；研末吞服，1~2克。

常用配伍

人参 + 白术

（补中益气）（健脾补脾）

作用： 两者配伍，有益气健脾的作用，多用于脾胃气虚引起的食少、胸闷腹胀、乏力、呕吐、泄泻等。

人参 + 五味子

（固脱生津）（生津敛气）

作用： 两者配伍，有益气生津、敛气滋阴的作用，多用于元气不足或热病气阴两伤所致的气短自汗等。

功效主治

◎用于气血亏虚引起的心悸、失眠、健忘等。

◎用于脾胃气虚引起的食少、乏力、泄泻等。

用药禁忌

◎人参不宜与藜芦、皂角刺、五灵脂同用。

◎服用人参期间不宜食用萝卜、喝茶。

黄芪

补气固表，
剑疮生肌

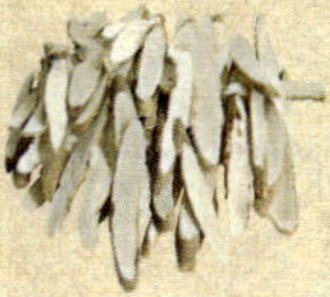

别　名	北芪、黄芪。
性味功效	性温，味甘。归脾、肺经。补气升阳，益卫固表，托毒生肌，利水消肿。
用法用量	冲泡或水煎服，10～30克。

功效主治

◎用于脾气虚引起的气短乏力、食欲不振、大便稀薄等。

◎用于肺气虚引起的气短咳嗽、脾肺气虚引起的痰多稀白等。

◎用于体虚多汗、表虚自汗等。

◎用于气血不足引起的疮疡成脓日久不溃等。

◎用于气虚水肿、排尿不畅、尿少等。

用药禁忌

疮疡初起或溃后热毒较盛，同时伴有胸闷、消化不良等内有积滞者，以及表实邪盛或阴虚阳亢者，均不宜用。

山药

健脑、明目、聪耳之佳品

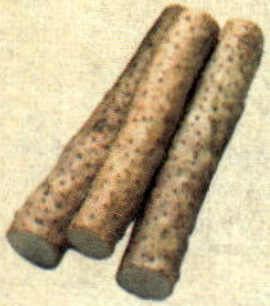

别名	薯蓣、淮山。
性味功效	性平，味甘。归脾、胃、肺、肾经。益气养阴，补脾肺肾，固精止带。
用法用量	水煎服，15～30克。

功效主治

◎用于肺肾虚弱引起的咳喘少气、无痰或痰少而黏、男子遗精、女子带下清稀等。

◎用于消渴（糖尿病）属阴虚内热或气阴两虚者。

◎用于肾阴虚引起的腰膝酸软、头晕、盗汗等。

用药禁忌

本品助湿，内有积滞或湿盛者不宜单独服用，应酌情配伍理气药或燥湿药；有实热、实邪者慎用。

古今药方

健脾益气

将生山药与炒山药1∶1研末，口服，每日2次，适用于脾虚食少、腹胀等症状。

西洋参

不热不燥，清补之品

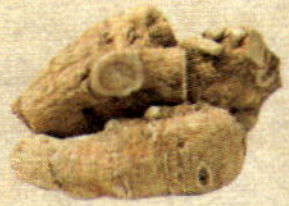

别　名	花旗参、洋参、西洋人参。
性味功效	性寒，味苦、微甘。归心、肺、肾经。补气养阴，清热生津。
用法用量	另煎兑服，3～6克。

功效主治

◎用于津液亏虚之口干舌燥、肠热津亏之便血等。

◎用于气阴两虚引起的心烦、疲倦、口渴等。

◎用于肺肾阴虚及虚火旺盛引起的痰少咳喘或咳中带血。

◎用于抗癌、抗辐射、抗衰老。

用药禁忌

◎服用西洋参期间不宜饮茶，因茶中含有鞣酸，会与西洋参的有效成分结合不利于吸收；也不宜喝咖啡。

◎忌用铁器及火炒炮制西洋参。

◎中阳虚衰、寒湿中阻及气郁化火等实证或火郁证者忌用西洋参。

◎小儿发育迟缓、消化不良者，不宜服用西洋参。

白术

健脾益气，燥湿利水

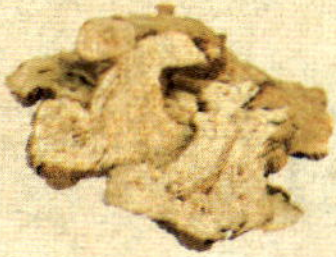

别　名	于术。
性味功效	性温，味甘、苦。归胃、脾经。益气健脾，燥湿利水，安胎。
用法用量	水煎服，6～12克。

常用配伍

白术 + 茯苓

（补脾燥湿）（健脾利湿）

作用：两者配伍，可加强健脾利湿的作用，多用于脾虚不运、痞满吐泻、痰饮内停及脾虚所致的水肿等。

白术 + 干姜

（燥湿利水）（温中散寒）

作用：两者配伍，有温中散寒、健脾化湿的作用，多用于改善脾胃阳虚有寒、腹痛胀满等。

功效主治

用于脾气虚弱引起的食欲不振、疲劳乏力、消化不良、腹胀、大便稀薄或腹泻等。

用药禁忌

◎白术易伤阴，阴虚内热或津液不足者不宜用。

◎胸闷、腹胀等气滞者忌用。

白扁豆

健脾祛湿，解酒毒

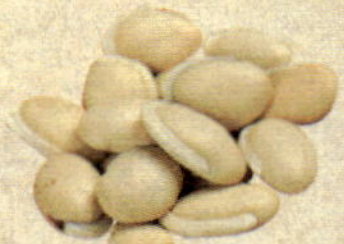

别　名	蛾眉豆。
性味功效	性微温，味甘。归脾、胃经。补脾和中，消暑化湿。
用法用量	水煎服或入丸、散，10～15克。

功效主治

◎用于脾虚湿盛引起的食欲不振、大便溏泄、白带过多等。

◎用于夏季暑湿伤中引起的呕吐、腹泻等。

◎用于酒醉呕吐，可解酒毒、河豚鱼毒等。

用药禁忌

◎白扁豆生食有毒，研末服应慎用。

◎多食白扁豆会导致壅气，伤寒邪盛者忌用。

◎患疟疾、寒热病者忌用。

古今药方

缓解急性肠胃炎

炒白扁豆50克，木瓜10克，水煎服。

蜂蜜

补中益气，润燥止咳

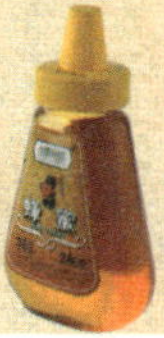

别名	蜂糖。
性味功效	性平，味甘。归肺、脾、大肠经。补中，润燥，止痛，解毒。
用法用量	冲调服，15～30毫升；外用适量，涂敷。

功效主治

◎用于脾胃虚寒引起的腹痛、食少等。

◎用于肺虚燥咳或咽干口燥等。

◎用于肠燥便秘。

◎能解乌头类药物之毒，又能调和药性。

◎用于失眠、醉酒、美容护肤等。

用药禁忌

◎湿热壅滞、大便稀薄或腹泻者应慎用。

◎蜂蜜与葱不可同用，食之可能出现不良反应。

古今药方

缓解感冒症状

蜂蜜100克，柠檬1个榨汁，调匀饮用。

甘草 诸药之调和者

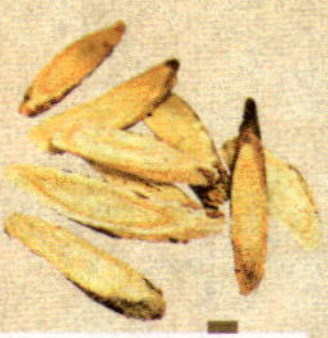

别　名	密甘、密草国老、粉草、甜草。
性味功效	性平，味甘。通行十二经。补脾益气，清热解毒，调和诸药。
用法用量	水煎服或研末外敷，3～9克。

常用配伍

甘草 + 防风

（清热解毒）（解菌毒）

作用： 两者配伍，可加强清热解毒的作用，多用于改善热毒疮疡引起的咽喉肿痛症状，解药物、农药、食物中毒及蛇毒等。

甘草 + 人参

（益气生津）（补气安神）

作用： 两者配伍，相须为用，有补气生津、健脾养心的作用，多用于脾胃虚弱引起的倦怠乏力、食欲不振、大便稀薄等。

功效主治

◎用于脾胃虚弱引起的食欲不振、大便稀薄等。

◎用于咳嗽气喘、痰多或无痰等。

用药禁忌

甘草不宜与甘遂、大戟、芫花、海藻、水杨酸衍生物及降血糖药同用。

补血药

何首乌

补精养血，润肠通便

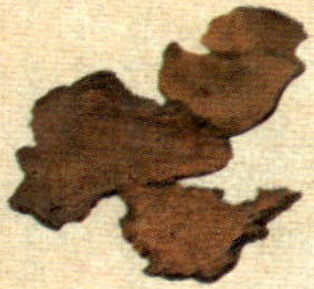

别名	野苗、交藤。
性味功效	性微温，味苦、甘、涩。归肝、肾经。补益精血，解毒，截疟。
用法用量	水煎服，10～30克。

功效主治

◎用于血虚引起的头晕眼花、健忘失眠、疲倦乏力及便秘等。

◎用于肝肾精血亏虚引起的耳鸣、须发早白、腰酸遗精等。

◎用于皮肤瘙痒、痈疽（皮肤浅表脓肿）等。

用药禁忌

◎在服用何首乌的同时，应注意忌食猪羊肉血、萝卜、葱、蒜等食物，同时不要与铁剂同服。

◎生首乌通便作用较强，大便稀薄或腹泻者不宜服用。

◎煎煮何首乌不宜用铁器。

阿胶

滋阴润肺，补血止血

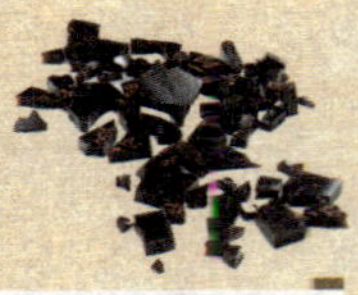

别名	驴胶、驴皮胶、盆覆胶、傅致胶。
性味功效	性平，味甘。归肺、肝、肾经。补血，滋阴，润肺，止血。
用法用量	入汤剂宜烊化冲服，5～15克。

常用配伍

阿胶 + 当归

（滋阴止血）（补血调经）

作用： 两者配伍，可加强补血调经的作用，多用于月经过多、崩漏等。

阿胶 + 麦冬

（润肺止血）（润燥生津）

作用： 两者配伍，有养阴润燥、止咳止血的作用，多用于热病伤阴、少气无力、舌红少津、咳痰不爽、虚劳咳嗽等。

功效主治

◎用于血虚引起的面色发黄、头晕眼花等。

◎用于吐血、便血、咯血、崩漏、妊娠尿血等多种出血病证。

用药禁忌

本品滋腻，消化不良及大便稀薄者慎用。

当归

补血活血，润肠通便

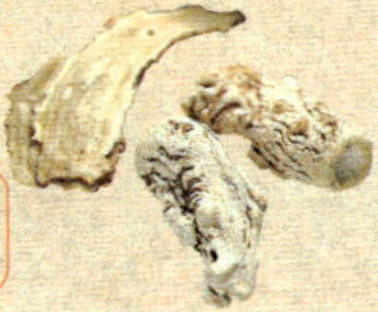

别名	岷当归。
性味功效	性温，味甘、辛。归心、肝、脾经。补血调经，活血止痛，润肠通便。
用法用量	水煎服，5～15克。

常用配伍

阿胶 + 当归

（滋阴止血）（补血调经）

作用： 两者配伍，可加强补血调经的作用，多用于月经过多、崩漏等。

当归 + 麦冬

（调经止血）（润燥生津）

作用： 两者配伍，有养阴补气、润肺止咳的作用，多用于热病伤阴、少气无力等。

功效主治

◎用于血虚引起的面色萎黄、头晕眼花、心悸失眠等。

◎用于血虚或血虚兼血瘀引起的女性月经不调、痛经、闭经等。

用药禁忌

大便稀薄或腹泻者慎用，女性崩漏者慎用。

熟地黄

滋阴补血，益精填髓

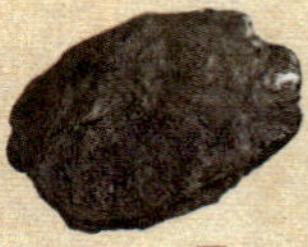

别　名	熟地、伏地、酒壶花、山烟、山白菜。
性味功效	性微温，味甘。归肝、肾经。补血养阴，填精益髓。
用法用量	水煎服，10～30克。

常用配伍

熟地黄 + 山药

（滋阴补肾）（益肾健脾）

作用：两者配伍，可加强滋阴补肾、固精止遗的作用，多用于肾虚遗精、遗尿、作喘等。

熟地黄 + 麦冬

（补肝益肾）（养阴润燥）

作用：两者配伍，有补肝肾、改善肺气不足的作用，多用于缓解肺肾阴虚所致的燥咳等症。

功效主治

◎用于血虚引起的面色发黄、头晕眼花、耳鸣耳聋、腰膝酸软等。

◎用于月经不调、肝肾阴亏、不育不孕、便秘等。

用药禁忌

气滞痰多、胃胀食少、大便稀薄者应忌用。

白芍

养血调经，
平肝止痛

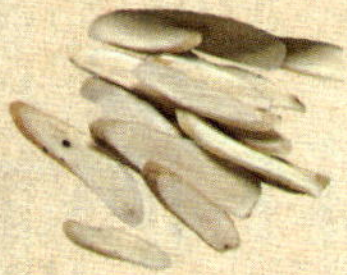

别名	亳芍、川芍。
性味功效	性微寒，味苦、酸。归肝、脾、肺经。养血敛阴，柔肝止痛。
用法用量	水煎服，5～15克。

常用配伍

白芍 + 熟地黄

（养血敛阴）（滋阴养血）

作用： 两者配伍，可以加强滋阴养血的作用，多用于血虚所致的头晕目眩、月经涩少和各种血虚证。

白芍 + 石决明

（柔肝养血）（平肝潜阳）

作用： 两者配伍，有平肝镇静的作用，多用于热病伤津和津亏血少所致的阴虚阳亢、筋脉挛急等，多与养血药、息风药同用，疗效更好。

功效主治

◎用于血虚或阴虚有热引起的月经不调、崩漏等。

◎用于肝血亏虚引起的面色苍白、头晕耳鸣等。

用药禁忌

阳虚寒凝腹痛、腹泻、麻疹初期兼有表证或透发不畅者等不宜使用。

桂圆肉

开胃益脾，补虚长智

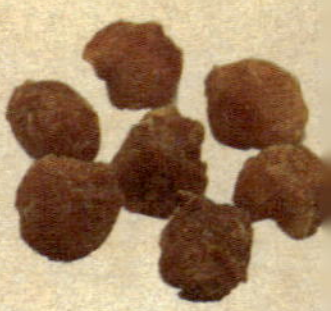

别　名	龙眼、圆眼、益智。
性味功效	味甘，性温。归心、脾经。补益心脾，养血安神。
用法用量	生食、水煎或浸酒服，30～50克。

常用配伍

桂圆肉 + 黄芪

（养血安神）（益气生血）

作用：两者配伍，可加强补益心脾、安定神志的作用，多用于血虚惊悸怔忡、失眠健忘等症。

桂圆肉 + 酸枣仁

（养血安神）（滋阴养血）

作用：两者配伍，有滋阴养血、补益心脾的作用，多用于阴血不足所致的心烦不眠等症。

功效主治

◎用于心脾两虚及气血不足引起的心悸、失眠、健忘、乏力等。

◎用于久病体衰或老弱气血不足者。

用药禁忌

◎虽然桂圆肉营养丰富，但孕妇不宜服用。

◎心虚火旺、风热感冒、消化不良腹胀者忌用。

补阳药

杜仲

温补肝肾，强筋健骨

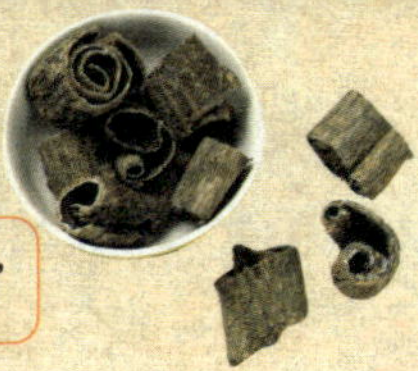

别名	丝棉皮。
性味功效	性温，味甘、微辛。归肝、肾经。补肝肾，强筋骨，安胎。
用法用量	水煎服，10～15克。

常用配伍

杜仲 + 枸杞子

（补肝益肾）（滋肝养肾）

作用： 两者配伍，可加强补益肝肾的作用，多用于肾虚所致的阳痿、遗精、腰膝酸软等。

杜仲 + 桑寄生

（强壮筋骨）（养血祛风）

作用： 两者配伍，可加强补肝益肾、养血安胎的作用，多用于女性习惯性流产、痹证引起的腰痛等。

功效主治

◎用于肝肾不足引起的腰膝酸软、下肢痿软等。

◎用于肝肾亏虚引起的妊娠下血、胎动不安或习惯性流产等。

◎有助于降低血压。

用药禁忌

杜仲性温，阴虚火旺者慎用。

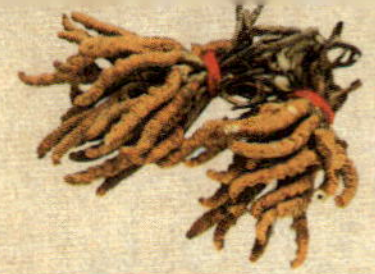

冬虫夏草

补虚疗损

别　名	虫草。
性味功效	性温，味甘。归肺、肾经。补精益气，化痰止咳。
用法用量	水煎服，10～30克，或3～10个。

功效主治

◎用于肾阳虚衰引起的腰膝酸软、性功能障碍、耳鸣耳聋等。

◎用于病后体虚不复或阳虚自汗、畏寒等。

◎各类肿瘤、呼吸系统疾病、循环系统疾病、泌尿系统疾病及糖尿病患者都可根据具体病症酌情服用虫草。

用药禁忌

◎冬虫夏草不宜采用泡茶的方式服用。

◎患有阴虚火旺证、湿热证的人群，以及化脓性感染者不宜用。

◎有表邪者（如风寒感冒、风热感冒等）应慎用。

淫羊藿

补肾壮阳，祛风除湿

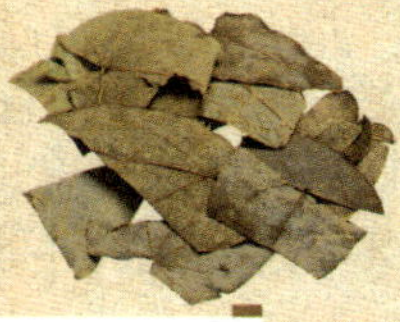

别名	仙灵脾。
性味功效	性温，味辛、甘。归肝、肾经。补肾壮阳，祛风除湿。
用法用量	水煎服，3～15克；适量浸酒或入丸、散。

常用配伍

淫羊藿 + 威灵仙

（强筋健骨）（祛风除湿）

作用： 两者配伍，有补阳散寒、行气止痛的作用，多用于改善风湿痹痛、四肢麻木等。

淫羊藿 + 补骨脂

（补肾壮阳）（固精止泻）

作用： 两者配伍，有补阳固精、补肾益肾的作用，多用于肾阳虚弱所致的尿频、遗尿、阳痿、早泄等。

功效主治

◎用于肾阳虚衰引起的腰膝酸软、夜尿频多、阳痿、遗精、滑泄、宫冷不孕等。

◎用于肝肾不足引起的四肢冷痛、抽搐等。

◎用于肾阳虚引起的喘咳或更年期高血压等。

用药禁忌

淫羊藿壮阳助火，实热证及阴虚火旺者不宜用。

益智仁

温脾暖肾，固气涩精

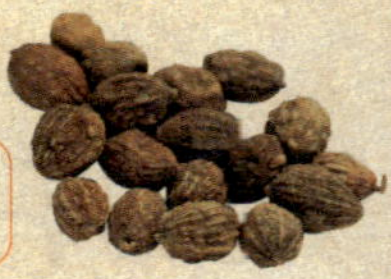

别名	益智子。
性味功效	性温，味辛。归脾、胃、心、肾经。暖肾固精，温脾开胃，缩尿摄唾。
用法用量	水煎服，3～10克。

常用配伍

益智仁 + 党参

（收敛固摄）（补脾益气）

作用： 两者配伍，有补脾固摄的作用，多用于脾胃虚寒所致的涎水等。

益智仁 + 补骨脂

（温补脾肾）（温肾止泻）

作用： 两者配伍，可加强温补脾肾、固精止泻的作用，多用于脾肾阳虚所致的泄泻、遗精等。

功效主治

◎用于肾气虚寒引起的遗精滑泄、尿频、遗尿等。

◎用于脾胃虚寒引起的腹中冷痛、腹胀腹泻、小儿流涎不止等。

用药禁忌

◎益智仁性温，会伤阴助火，阴虚火旺者忌用。

◎热而不寒、实而不虚者忌用。

◎因热而患遗精、崩漏者忌服。

肉苁蓉

补肾益精，润燥滑肠

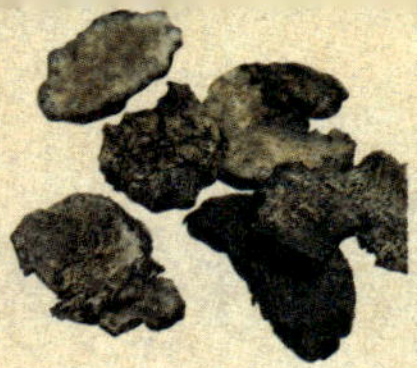

别　名	淡大芸。
性味功效	性温，味甘、酸、咸。归肾经。补肾助阳，润肠通便。
用法用量	水煎服，10～20克。

常用配伍

肉苁蓉 + 杜仲

（补肾益精）（补肝益肾）

作用： 两者配伍，可加强补肾强腰的作用，多用于改善肾虚腰痛等。

肉苁蓉 + 火麻仁

（润肠通便）（润燥通便）

作用： 两者配伍，有温阳滋补的作用，多用于改善气血虚衰所致的便秘等。

功效主治

◎用于肾阳虚引起的筋骨痿软、腰膝酸软、耳鸣目昏、健忘失聪、阳痿不育、宫冷不孕等。

◎用于老年人肾阳不足及精血亏虚引起的便秘。

用药禁忌

◎大便稀薄者忌用。

◎阳强易举者忌用。

◎服用期间忌饮茶。

蛤蚧

益精助阳，
定喘止咳

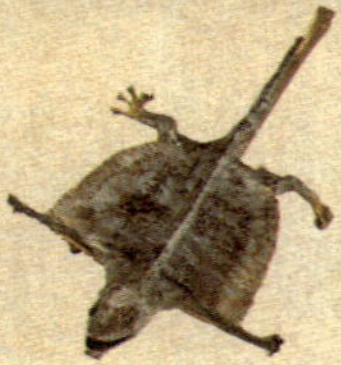

别　名	仙蟾、大壁虎、太守宫。
性味功效	性平，味甘、咸。归肺、肾经。补肺益肾，纳气平喘，助阳益精。
用法用量	水煎服，5～10克；或适量研末服。

功效主治

◎用于肺肾两虚引起的虚喘、虚劳肺痿、咯血等。

◎用于肾阳不足及精血亏虚引起的阳痿、早泄等。

◎用于尿频、五更泄泻等。

用药禁忌

◎蛤蚧易发生霉蛀，并易脱尾巴，因此应存放于通风干燥处，还可放入一些花椒、樟脑、吴茱萸或荜澄茄（具有温中散寒、行气止痛功效的一种中药）等防蛀。若有虫蛀，可放在太阳下暴晒，但不能用硫黄熏，以免失去效用。

◎阴虚火旺、风寒或实热咳喘者忌用。

◎不宜与藜芦及其制剂同用。

◎忌与田螺同食。

补骨脂

补肾助阳，纳气平喘

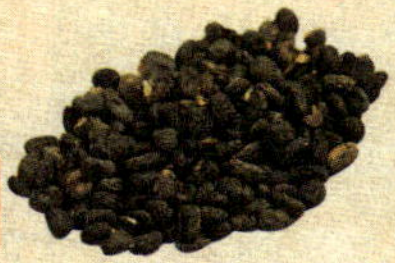

别　名	破故纸。
性味功效	性温，味辛、苦。归脾、肾、心包经。补肾壮阳，温脾止泻，纳气平喘。
用法用量	水煎服，6～15克。

常用配伍

补骨脂 + 桑寄生

（补肾助阳）（补肾强筋）

作用：两者配伍，可加强温肾助阳、强健筋骨、祛风除湿的作用，多用于缓解腰膝虚寒等。

补骨脂 + 肉桂

（固精止泻）（补肾助阳）

作用：两者配伍，有补肾助阳、助命门之火的作用，多用于肾阳不足所致的腰膝酸痛、阳痿、遗精等。

功效主治

◎用于肾阳虚引起的腰膝冷痛、重坠、阳痿、遗精、尿频等。

◎用于脾肾阳虚引起的腹胀、肠鸣、腹泻等。

用药禁忌

属于阴虚火旺引起的眼红口苦、遗精、尿血、大便干燥、小便短赤等症者不宜服用。

鹿茸

补肾壮阳，
生精益血

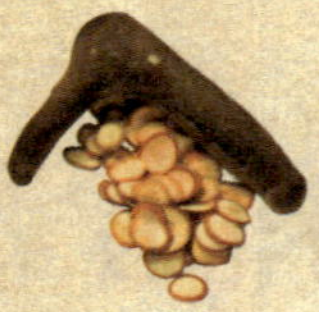

别　名	斑龙珠、鹿茸片。
性味功效	性温，味甘、咸。归肾、肝经。补肾壮阳，滋养气血。
用法用量	研末或入丸、散，也可浸酒，1~3克。

常用配伍

鹿茸 + 杜仲

（大补气血）（强健腰膝）

作用： 两者配伍，可加强益精填髓、强筋健骨的作用，多用于精血亏虚所致的心悸、头晕、腰膝酸软、遗精等。

鹿茸 + 阿胶

（壮阳益阴）（滋阴养血）

作用： 两者配伍，有固精止崩、温补肝肾的作用，多用于任冲不固所致的月经过多、崩漏带下、肝肾不足等，加养血和血的当归疗效更好。

功效主治

◎用于阳痿滑精、宫冷不孕、崩漏带下等。

◎用于身体羸瘦、神疲、畏寒、眩晕、耳鸣耳聋等。

用药禁忌

◎阴虚阳亢、血分有热、胃火盛等患者不宜服用。

◎肺有痰热、外感热病者均忌服。

补阴药

枸杞子

滋补肝肾，益精明目

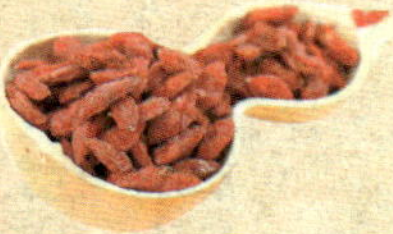

别　名	枸杞。
性味功效	性平，味甘。归肺、肝、肾经。滋补肝肾，益精明目。
用法用量	水煎服，6～12克。

功效主治

◎用于肝肾阴虚引起的腰膝酸软、头晕目眩、目昏多泪等。

◎用于肝肾不足、阴血亏虚引起的面色暗黄、须发早白、失眠多梦等。

◎用于肺阴虚引起的虚劳咳嗽等。

◎用于阴虚内热引起的消渴。

用药禁忌

◎脾胃虚弱、大便稀薄者不宜多食，脾虚有湿及腹泻者忌用。

◎感冒、发热和消化不良者应暂时停用。

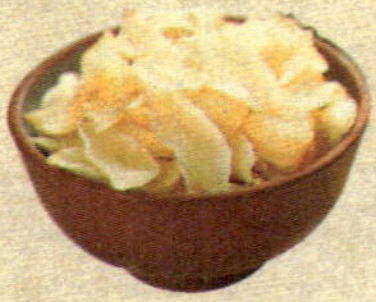

百合

养阴润肺，
清心安神

别　名	山百合。
性味功效	性微寒，味甘、淡。归心、肺、胃经。养阴润肺，清心安神。
用法用量	水煎服，9～15克，大剂量可用到30克。

功效主治

◎用于肺阴虚引起的干咳无痰或咳嗽日久、痰中带血等。

◎用于热病后余热未清引起的心烦、口燥、小便短赤等。

◎用于阴虚内热引起的心烦失眠、神经衰弱、烦躁不安等。

◎用于疮肿不溃等。

用药禁忌

◎脾胃虚寒型大便稀薄或有长期轻微腹泻的寒性体质者忌用。

◎风寒感冒引起的咳嗽患者忌食。

◎清心宜生用，润肺蜜炙用，常与生地黄、知母等养阴清热之品同用。

天冬

养阴润肺，清心安神

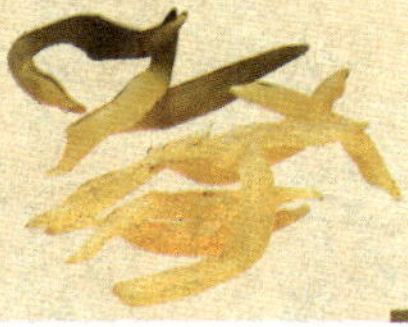

别　名	天门冬、明天冬。
性味功效	性寒，味甘、苦。归肺、肾经。养阴润燥，清肺生津。
用法用量	水煎服，6～12克。

常用配伍

天冬 + 熟地黄

（滋阴补肾）（滋养精血）

作用： 两者配伍，有滋阴润燥的作用，多用于阴虚津亏、肺燥咳嗽等。

天冬 + 麦冬

（滋阴清热）（益肺生津）

作用： 两者配伍，相须为用，有清热益肺、润燥生津的作用，多用于阴虚热盛、津亏所致的口渴、咳嗽等。

功效主治

◎用于阴虚肺热引起的燥咳、干咳无痰、痰少而黏或痰中带血等。

◎用于热病后期引起的咽干口燥等。

◎用于虚火上炎引起的咽喉肿痛等。

用药禁忌

脾胃虚寒型腹泻或外感风寒咳嗽者忌用。

麦冬

养阴生津，润肺清心

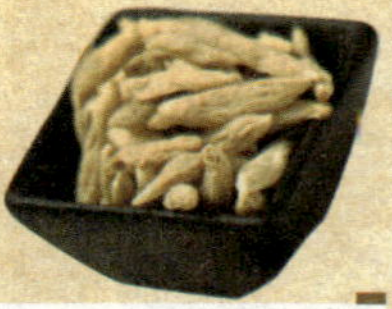

别　名	寸冬、麦门冬。
性味功效	性微寒，味甘、微苦。归心、肺、胃经。养阴润肺，益胃清心。
用法用量	水煎服，6～12克。

常用配伍

麦冬 + 五味子

（清心肺）　（止咳）

作用： 两者配伍，有清心敛气止咳的作用，多用于肺阴虚、肺气耗损所致的咳嗽等。

麦冬 + 玉竹

（生津止渴）（养阴润燥）

作用： 两者配伍，可加强润肺养胃、清心除烦的作用，多用于久病、热病伤阴所致的食欲不振、胃热烦渴等。

功效主治

◎用于肺阴虚引起的干咳痰黏或无痰等。

◎用于胃阴亏虚引起的咽干口渴、大便干燥等。

◎用于内热伤阴引起的消渴（糖尿病）等。

用药禁忌

风寒感冒、痰湿咳嗽或脾胃虚寒者不宜服用。

黑芝麻

补肝肾，润肠燥

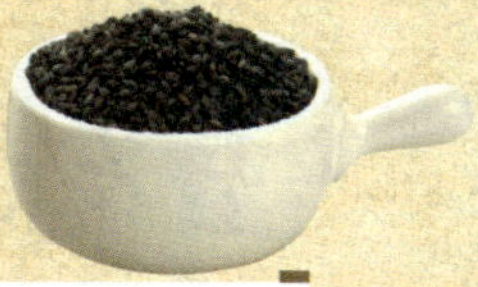

别　名	胡麻、油麻。
性味功效	性平，味甘。归肝、肾、大肠经。补益肝肾，润肠通便。
用法用量	水煎服，10～20克；或适量入丸、散。

功效主治

◎用于肝肾亏虚引起的头晕眼花、须发早白等。

◎用于血虚精亏引起的女性乳少、便秘等。

◎外敷用于疮疡痛痒及诸虫咬伤等。

用药禁忌

黑芝麻有滑肠通便的作用，故大便稀薄者不宜服用。

古今药方

改善老人便秘

黑芝麻50克，核桃仁30克。将两者捣碎，每日早、晚各服1汤匙，温水送服。

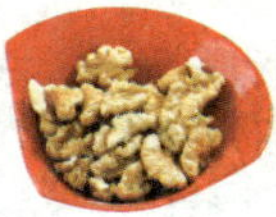

核桃仁

玉竹

养阴润燥，
生津止渴

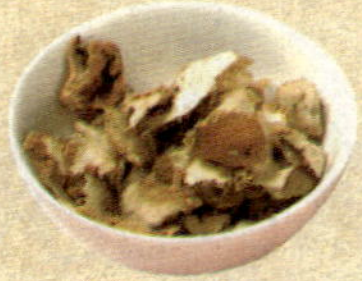

别名	葳蕤、节地。
性味功效	性微寒，味甘。归肺、胃经。滋阴润肺，解热消渴。
用法用量	水煎服、熬膏、浸酒或入丸、散，6~12克。

常用配伍

玉竹 + 薏苡仁

（清肺润燥）（除湿消脓）

作用： 两者配伍，可加强排脓止咳的作用，多用于肺燥阴虚所致的干咳少痰、咳血等。

玉竹 + 石斛

（养阴润肺）（生津润燥）

作用： 两者配伍，有养肺健胃、生津除烦的作用，多用于热病伤津所致的烦渴。

功效主治

用于肺胃阴伤、燥热咳嗽、咽干口渴、内热消渴等。

用药禁忌

◎痰湿气滞者忌服。

◎脾虚便溏者慎服。

◎阴病内寒者忌服。

石斛

益胃生津，滋阴清热

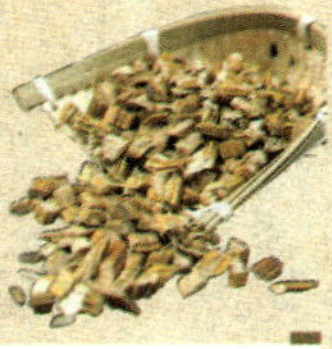

别名	吊兰、金钗。
性味功效	性微寒，味甘、淡。归肺、胃经。清热养胃，滋阴除烦。
用法用量	煎汤或熬膏，9～12克。

常用配伍

石斛 + 生地黄

（养胃生津）（滋阴凉血）

作用： 两者配伍，有滋阴凉血、清热化痰的作用，多用于热邪入营所致的高热、烦渴、舌红等。

石斛 + 贝母

（滋阴除烦）（清热化痰）

作用： 两者配伍，可加强滋阴除烦、清热化痰、泄热的作用，多用于烦渴、肺热燥咳、干呕、痨嗽吐血等。

功效主治

◎用于阴伤津亏引起的口干舌燥、食少干呕、便秘等。

◎用于阴虚内热引起的虚热不退、余热不清等。

◎用于肝肾阴虚引起的头晕眼花、视物不清等。

用药禁忌

脾胃虚寒、热病早期阴未伤、湿温病未化燥者忌服。

桑椹

滋阴养血，生津润燥

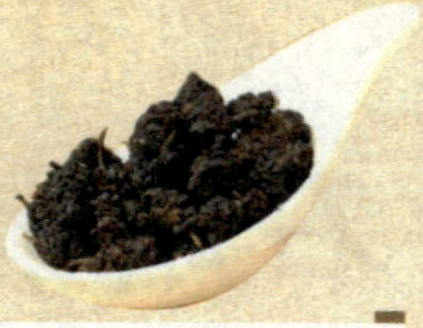

别　名	桑果、桑椹子、桑枣。
性味功效	性寒，味甘、酸。归肝、肾经。滋阴补血，生津润燥。
用法用量	水煎服，9～15克。

常用配伍

桑椹 + 黑芝麻

（补益肝肾）（乌发亮发）

作用： 两者配伍，有补肝肾、乌须发的作用，多用于少白头、未老发白等。

桑椹 + 麦冬

（滋阴养血）（滋阴生津）

作用： 两者配伍，有生津润燥止渴的作用，多用于缓解津亏血少所致的口燥咽干、烦渴等。

功效主治

◎用于肝肾亏虚、阴血不足引起的头晕、眼花、耳鸣、失眠、须发早白、腰膝酸软等。

◎用于预防老年高血压、冠心病等慢性病。

用药禁忌

◎脾胃虚寒、大便稀薄者不宜食用。

◎糖尿病患者应忌食。

第二章 化痰止咳类养生中药

化痰药

贝母

清热润肺，化痰止咳

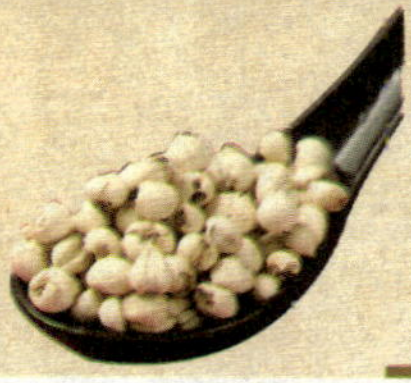

别名	川贝母、浙贝母。
性味功效	性微寒，味苦、甘。归心、肺经。清热化痰，润肺止咳，散结消肿。
用法用量	水煎服，3～10克。

常用配伍

贝母 + 款冬花

（清热化痰）（止咳平喘）

作用： 两者配伍，可加强清热化痰、止咳平喘的作用，多用于痰气郁结所致的咳嗽气喘。

贝母 + 杏仁

（润肺化痰）（降气平喘）

作用： 两者配伍，有止咳化痰的作用，多用于缓解痰多、咳嗽气喘等。

功效主治

◎用于咳嗽。川贝母善治阴虚燥热之肺虚久咳、痰少咽燥或痰中带血等；浙贝母多用于外感风热或痰热郁肺引起的咳嗽。

◎用于淋巴管结核、乳腺炎、肺脓肿等。

用药禁忌

◎无论是川贝母还是浙贝母，都不宜与乌头类药物同用。

◎川贝母和浙贝母都不宜用于治疗寒痰、湿痰。

海藻

消痰软坚，
利水消肿

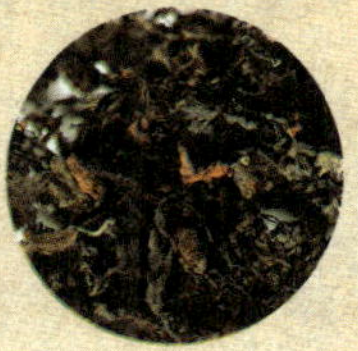

别名	落首。
性味功效	性寒，味苦、咸。归肝、胃、肾经。消痰软坚，利水消肿。
用法用量	水煎服或入丸、散，10～15克。

功效主治

◎用于肝肾阴虚、肝火郁结、痰火凝聚引起的瘰疬等。

◎用于脚气病（是指以足胫麻木、酸痛、软弱无力为主症的一种维生素B_1缺乏症，并非西医中真菌感染引起的脚气）、水肿等。

◎用于治疗慢性气管炎等。

用药禁忌

◎有专家指出，部分海藻类补品的营养价值有限，有些藻类还可能引发疾病，要慎用。

◎海藻不可与甘草同用，属用药禁忌。

◎脾胃虚寒蕴湿者禁用。

◎血气亏损者禁用。

桔梗

开宣肺气，祛痰化脓

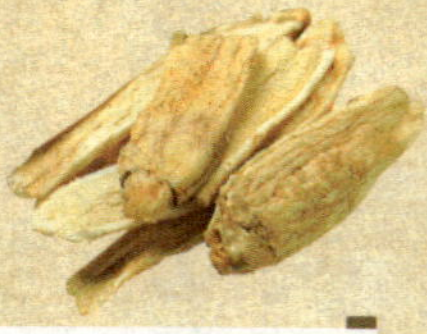

别　名	苦桔梗、白桔梗。
性味功效	性平，味苦、辛。归肺经。宣肺，祛痰，利咽，排脓。
用法用量	水煎服，3～10克。

功效主治

◎用于咳嗽痰多、咯痰不爽，无论寒热皆可应用。

◎用于肺脓肿引起的发热、胸痛、咳吐脓血、痰黄腥臭。

◎用于胸闷不畅、咽喉肿痛、音哑等。

◎用于下痢、里急后重、小便不利等。

用药禁忌

◎服用过量可能会引起恶心呕吐。

◎肺结核、支气管炎及支气管扩张患者，忌大量内服。

◎阴虚久咳及有咯血倾向者不宜用。

◎不宜与猪肉同食。

瓜蒌

清热化痰，宽胸散结

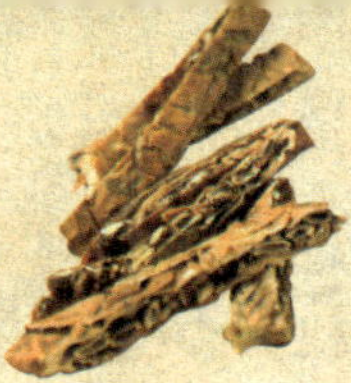

别　名	药瓜皮。
性味功效	性寒，味甘。归肺、胃、大肠经。清热化痰，宽胸散结，润肠通便。
用法用量	水煎服，10～20克。

功效主治

◎用于肺热咳嗽、痰黄稠不易咯出等。

◎用于痰热互结引起的胸闷、痰黄稠等。

◎用于肠燥便秘。

◎用于肺痈、乳痈、胸痹心痛等。

用药禁忌

◎脾胃虚寒泄泻者忌用。

◎不宜与乌头类药物同时使用。

古今药方

治疗急性乳腺炎

全瓜蒌45克，水500毫升。用小火煎煮30分钟左右，取汁200毫升，分早、晚2次温服。

半夏

燥湿化痰，
降逆止呕

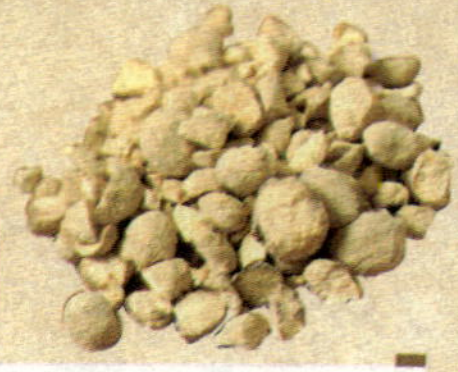

别　名	叶半夏、三叶老、三步跳。
性味功效	性温，味辛，有毒。归胃、肺经。健胃消痰，平喘止呕。
用法用量	煎汤或入丸、散或研末调敷，3～9克。

常用配伍

半夏 + 人参

（降逆止呕）（补虚理中）

作用： 两者配伍，相使为用，可加强半夏降逆止呕的作用，多用于虚寒呕吐反胃等。

半夏 + 夏枯草

（健胃消痰）（疏肝泻火）

作用： 两者配伍，有和胃去火的作用，多用于痰热引起的夜寐不宁、失眠等。

功效主治

◎用于痰厥头痛、呕吐反胃、胸脘痞闷等。

◎用于咳嗽、气喘、多痰、头痛、风痰眩晕等。

用药禁忌

◎一切血证及阴虚燥咳、津伤口渴者忌服。

◎半夏不宜与乌头类药物配伍。

胖大海

喉科常用药

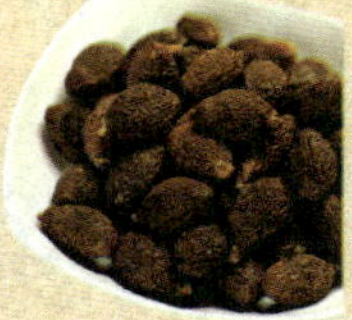

别名	安南子、胡大海、大发。
性味功效	性微寒，味甘、淡。归肺、大肠经。清肺化痰，润肠通便。
用法用量	沸水泡服或水煎服，2～4个。

常用配伍

胖大海 + 甘草

（清热开肺）（解毒润肺）

作用：两者配伍，有清热解毒、开肺利咽的功效。

胖大海 + 麦冬

（清热利咽）（益胃润肺）

作用：两者配伍，有除烦解渴、利咽消肿的功效。

功效主治

◎用于痰热咳嗽、肺热声哑、咽喉肿痛、目赤牙痛等。

◎用于热结肠胃引起的大便干燥秘结、小便短黄、面赤身热、口苦口臭等。

◎用于风火牙疼、虫积下食、三焦火证等。

用药禁忌

◎脾胃虚寒及风寒感冒引起的咳嗽、咽喉肿痛、声音嘶哑、肺阴虚咳嗽的患者不宜用。

◎胖大海不宜久服多服。

白果

敛肺平喘，止带缩尿

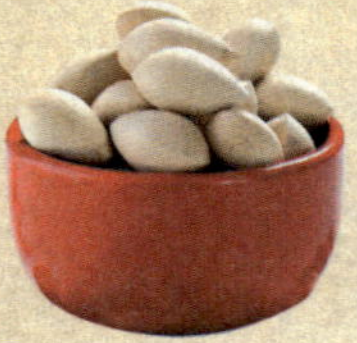

别　名	银杏、白果仁、公孙果。
性味功效	性温，味苦、微辛、甘，有小毒。归肺、大肠经。止咳平喘，润肠通便。
用法用量	水煎服，3～10克。

常用配伍

白果 ＋ 芡实

（止泻止带）（补脾益肾）

作用： 两者配伍，可加强止泻止带的作用，多用于带下、泄泻等。

白果 ＋ 款冬花

（敛肺定喘）（降气止咳）

作用： 两者配伍，可加强止咳化痰的作用，多用于缓解哮喘等。

功效主治

◎用于外感内热、头痛目赤、咽喉肿痛等。

◎用于脾肾亏虚引起的带下清稀、白浊、小便频数、遗尿等。

用药禁忌

◎白果有毒，不宜大量食用或生食。

◎白果药性收敛，咳嗽、痰稠不利者慎用。

古今药方

改善支气管炎、咳嗽

白果10克，炒后去壳，将白果仁煮熟，加入蜂蜜适量服用。

降血压

白果15粒，枸杞子18克。两者用小火水煎约20分钟，至白果熟烂，睡前服用。

食疗养生

香菇白果 益气固肾，降压降脂

组成：

香菇150克，白果10粒，盐、白糖、高汤、酱油、鸡精、水淀粉、麻油各适量。

做法及用法：

香菇水发后沥干，白果油炸后去皮、胚芽。先将香菇和白果略炒，加入盐、白糖、高汤、酱油、鸡精各适量，用大火烧沸，再改用小火炖，最后用水淀粉勾芡，淋上麻油即可。

苦杏仁

止咳平喘，润肠通便

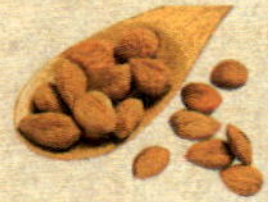

别　　名	杏仁。
性味功效	味苦，性微温。归肺、大肠经。止咳平喘，润肠通便。
用法用量	水煎服，3～10克，宜打碎入煎。

常用配伍

苦杏仁 + 紫苏

（降气止咳）（解表化痰）

作用： 两者配伍，可加强解表散寒、止咳祛痰的作用，多用于外感风寒所致的咳嗽。

苦杏仁 + 桔梗

（降气止咳）（宣肺祛痰）

作用： 两者配伍，有宣降肺气、止咳祛痰的作用，多用于风寒咳嗽、痰多等。

功效主治

◎用于多种类型的咳喘证。

◎本品外用还可以用于蛲虫病、外阴瘙痒等。

用药禁忌

婴儿、阴虚劳嗽、大便稀薄者慎用。

枇杷叶

清热、化痰、止咳之常用药

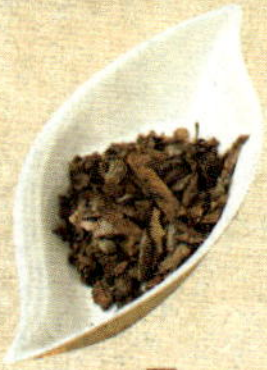

别名	杷叶、芦桔叶、巴叶。
性味功效	性平，味苦。归肺、胃经。清肺止咳，降逆止呕。
用法用量	水煎服，5～10克。

常用配伍

枇杷叶 + 半夏

（清肺泻热）（燥湿化痰）

作用： 两者配伍，可加强降逆止呕的作用，多用于气逆湿阻所致的呕吐、恶心及气逆痰郁所致的咳嗽等。

枇杷叶 + 麦冬

（清肺止咳）（润肺生津）

作用： 两者配伍，有清肺止咳除烦的作用，多用于心烦口渴、肺热咳嗽，与贝母配伍，效果更好。

功效主治

用于肺热引起的咳嗽、口苦、咽干等。

用药禁忌

◎枇杷叶苦降，胃寒呕吐、风寒咳嗽者不宜食用。

◎大量服用新鲜枇杷叶易引起中毒，导致共济失调。

◎止咳宜炙用，止呕宜生用。

款冬花

润肺下气，止咳化痰

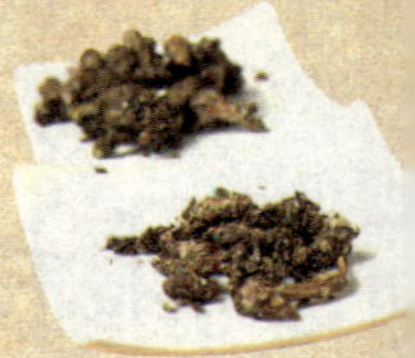

别　名	冬花。
性味功效	性温，味辛、苦。归肺经。润肺下气，止咳化痰。
用法用量	水煎服，5～10克。

常用配伍

款冬花 + 杏仁

（止咳化痰）（降气定喘）

作用： 两者配伍，有止咳定喘的作用，多用于痰气郁结所致的气喘咳嗽。

款冬花 + 五味子

（止咳化痰）（敛肺气）

作用： 两者配伍，可加强敛肺止咳的作用，多用于水饮的咳嗽气喘，湿痰、吐痰清稀量多等症。

功效主治

◎用于一切咳嗽属于肺病者，不论外感内伤、寒热虚实证患者，皆可用之。

◎肺虚、久嗽、肺寒痰多之咳嗽最为适宜。

用药禁忌

咯血或肺痈咳吐脓血者慎用。

苏子

辛温不燥，
消痰止咳

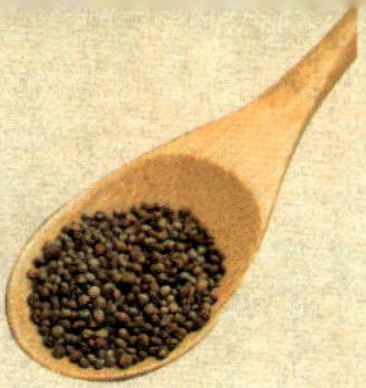

别　名	黑苏子、紫苏子。
性味功效	性温，味辛。归肺经。降气化痰，止咳平喘，润肠通便。
用法用量	水煎服，5～10克；或适量入丸、散。

常用配伍

苏子 + 贝母

（降气平喘）（清肺祛痰）

作用： 两者配伍，有降气化痰、平喘的作用，多用于改善痰气壅滞所致的喘咳、痰多等。

苏子 + 半夏

（下气平喘）（降逆祛痰）

作用： 两者配伍，有降逆、平喘、化痰的作用，多用于气逆痰盛引起的喘咳。

功效主治

◎用于痰阻气滞、咳嗽痰多、气逆作喘、肠燥便秘。

◎用于冠心病、高脂血症及蛇、犬咬伤。

用药禁忌

◎苏子滑肠耗气，故脾虚大便稀薄、腹泻者忌用。

◎阴虚喘咳者慎用。

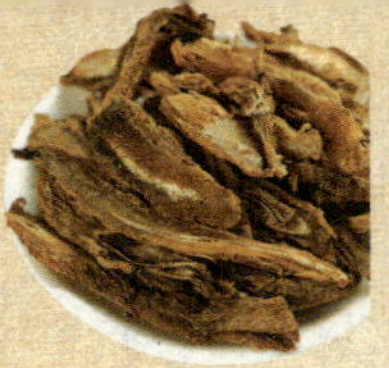

百部

润肺止咳，杀虫灭虱

别名	百条根。
性味功效	性微温，味甘、苦，有小毒。归肺经。润肺止咳，杀虫灭虱。
用法用量	水煎服，5～15克；外用适量。

常用配伍

百部 + 麻黄

（润肺止咳）（宣肺定喘）

作用： 两者配伍，可加强定喘止咳的作用，多用于风寒咳嗽、小儿寒嗽，与杏仁配伍，效果更好。

百部 + 贝母

（润肺止咳）（化痰散结）

作用： 两者配伍，有润肺化痰、止咳散结的作用，多用于痰热凝结所致的咳嗽、胸痛及痰黄稠、量少等。

功效主治

◎用于新久咳嗽、寒热咳嗽、老年咳喘、百日咳、肺结核等患者，尤善治疗久咳虚嗽。

◎外用可缓解头虱、体虱、皮肤疥癣、湿疹等。

用药禁忌

◎百部易伤胃、滑肠，脾虚大便稀薄者忌用。

◎热嗽、水亏火炎者禁服。

桑白皮

泻肺平喘，利水消肿

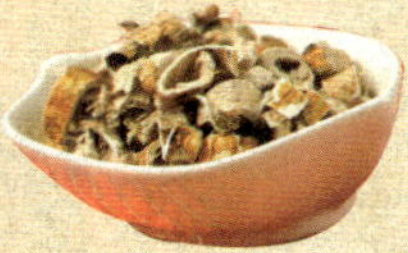

别　名	桑根皮、桑皮、白桑皮。
性味功效	性寒，味甘、辛。归肺经。平喘止咳，利水消肿。
用法用量	煎汤或入散剂捣汁涂，6～12克。

常用配伍

桑白皮 + 阿胶

（泻肺平喘）（补血养阴）

作用： 两者配伍，补泻兼施，可加强补血养阴、润肺止咳、泻肺平喘的作用，多用于肺阴亏虚，或燥邪伤肺之咽喉疼痛、咳喘少痰、痰中带血者。

桑白皮 + 陈皮

（润肺平喘）（理气调中）

作用： 两者配伍，有清肺泄热、燥湿化痰、止咳平喘的作用，多用于肺热咳喘痰多。

功效主治

◎用于肺热喘咳、水肿胀满等。

◎用于尿少、面目水肿等。

用药禁忌

肺虚无火，小便多及风寒咳嗽者忌服。

紫菀

宣开肺气，化痰止咳

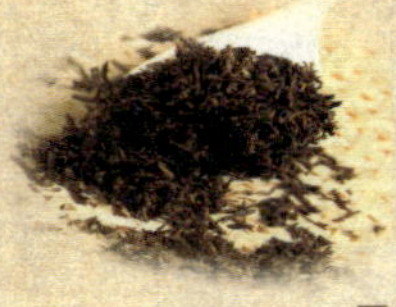

别名	山白菜。
性味功效	性微温，味苦、辛。归肺经。润肺，止咳，化痰。
用法用量	水煎服，5～10克。

常用配伍

紫菀 + 百部

（辛散苦降）（甘润苦降）

作用： 两者配伍，可加强降气祛痰、润肺止咳的作用，多用于外感咳嗽、久咳不止、咳痰带血等。

紫菀 + 阿胶

（化痰止咳）（滋阴润肺）

作用： 两者配伍，有化痰、止咳、止血的作用，多用于虚劳所致的咳嗽、咳痰不爽、痰中带血等。

功效主治

◎用于肺寒、肺热、肺虚等。

◎用于小便不通、痰多咳嗽等。

用药禁忌

阴虚火旺燥咳及实热咳嗽者，不宜单用，需与适当药物配伍使用，方可奏效。

第三章 清热类养生中药

清热解毒药

板蓝根

清热解毒，凉血利咽

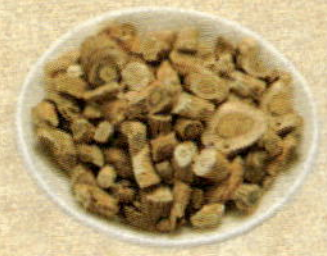

别名	板蓝、山蓝、大蓝根、马蓝根。
性味功效	性寒，味苦。归肺、胃经。清热解毒，凉血，利咽。
用法用量	水煎服，9～15克。

功效主治

◎用于外感风热或温病初起，症见发热头痛、咽喉肿痛等。

◎用于热毒发斑、痄腮、喉痹、大头瘟疫、丹毒、火眼、痈肿等。

◎用于病毒性及细菌性感染疾病。

◎用于对病毒性感冒、病毒性肝炎的预防和治疗。

用药禁忌

◎脾胃虚寒者忌用。

◎板蓝根不宜当作食品、饮料摄入。

◎服用板蓝根可能会出现过敏反应，如全身皮肤发红、皮疹瘙痒、头昏眼花、胸闷气短、烦躁、抽搐、恶心呕吐、消化道出血等。

◎少儿不宜久服多服。

◎对板蓝根有过敏史者应慎食。

金银花

疏散风热，散痈消肿

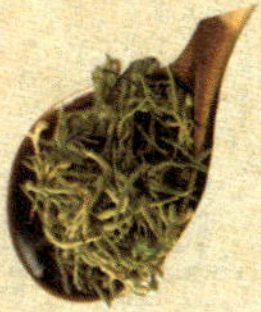

别名	忍冬、双花、银花。
性味功效	性寒，味甘。归肺、心、胃、脾经。清热解毒，疏散风热。
用法用量	水煎服，6～15克。

常用配伍

金银花 + 连翘

（清热解毒）（消肿散结）

作用：两者配伍，相须为用，可加强清热解毒的作用，多用于热病发烧、痈肿疔毒等。

金银花 + 黄芪

（解毒消肿）（补气生肌）

作用：两者配伍，有解毒消肿、排脓生肌的作用，多用于改善痈肿脓成不溃或溃脓不畅等。

功效主治

用于温病初起、风热感冒、咽喉肿痛、肺炎、暑热心烦，还可用于热毒血痢者。

用药禁忌

◎脾胃虚寒或气虚疮疡脓清者忌用。

◎对于温病发热者，用量宜轻；对有热毒肿疹者，用量可稍重。

连翘

清热解毒，清肺散结

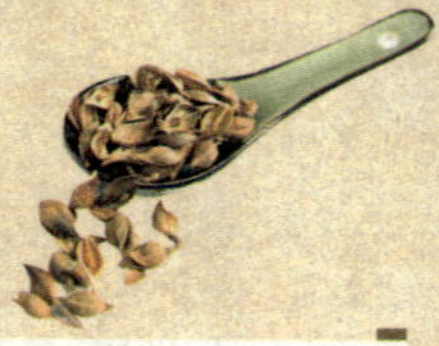

别　名	黄花条。
性味功效	性寒，味苦。归心、胆、三焦、大肠经。消肿散结，疏散风热。
用法用量	水煎服，6～15克。

常用配伍

连翘 + 板蓝根

（清热解毒）（凉血利咽）

作用： 两者配伍，相须为用，可加强清热、解毒、凉血的作用，多用于风热感冒、丹毒、痈毒等。

连翘 + 薄荷

（清热解毒）（清利头目）

作用： 两者配伍，有表散风热、清头利咽的作用，多用于外感风热所致的发热、头昏眩晕、口渴等。

功效主治

◎用于外感风热、温病初起等。

◎用于热毒蕴结引起的疮毒痈肿、瘰疬等。

◎用于心烦、咽喉肿痛、斑疹、丹毒等。

用药禁忌

◎脾胃虚寒者忌用。

◎痈疮已溃者慎用。

鱼腥草

解毒消炎，利尿通淋

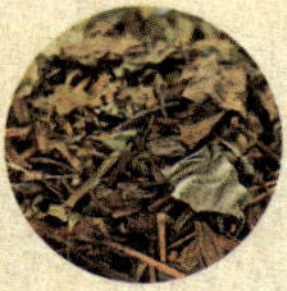

别名	蕺菜。
性味功效	性寒，味辛、温，有小毒。归肺经。消痈排脓，利尿通淋。
用法用量	水煎服，15～25克；外用适量，煎汤洗。

常用配伍

鱼腥草 + 桔梗

（清热解毒）（止咳排脓）

作用： 两者配伍，可加强清热解毒排脓的作用，多用于肺痈、痈肿脓出不畅等。

鱼腥草 + 蒲公英

（消痈排脓）（清热解毒）

作用： 两者配伍，有清肺胃热毒的作用，多用于痈肿疔疮、淋证小便刺痛等。

功效主治

◎用于湿热淋证、小便淋涩疼痛等。

◎用于肺炎、急慢性支气管炎、肠炎、尿路感染等。

用药禁忌

部分患者服用鱼腥草制剂后可能会引起皮肤瘙痒、红斑、恶心、心悸、大汗等过敏反应，甚至过敏性休克。

野菊花

清热，消肿，解毒

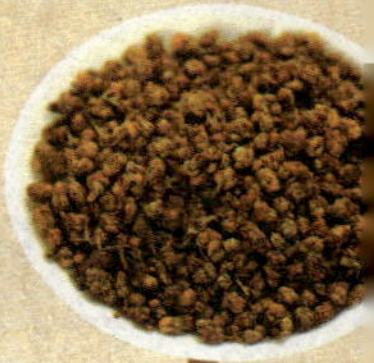

别名	山菊花、苦薏、甘菊花。
性味功效	性微寒，味甘、苦。归肺、肝经。清热解毒，疏风平肝。
用法用量	水煎服，10～15克；外用适量。

功效主治

用于风热感冒、咽喉肿痛、目赤肿痛、风火头痛、鼻炎、支气管炎及宫颈炎、前列腺炎、肛窦炎等。

用药禁忌

◎野菊花苦泄，不可久服，病愈即止。

◎野菊花煎汤外用还可用于湿疹、湿疮、风疹痒痛等。

古今药方

化疮解毒汤

川黄连、生地黄、防风、桑叶、牡丹皮各12克，白花蛇舌草、黄芩、赤芍、野菊花、芦根各15克，土茯苓18克，升麻10克，白芷9克，当归、大黄各6克。水煎服，每日1剂。

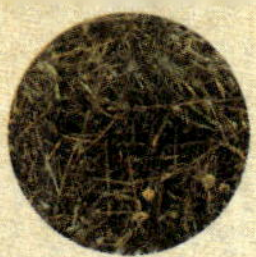

白花蛇舌草

解毒消痈

别　名	蛇舌草。
性味功效	性寒，味微苦、甘。归心、肝、脾经。清热解毒，利湿通淋。
用法用量	水煎服，15～60克；外用适量。

功效主治

◎用于痈肿疮毒、咽喉肿痛、热淋小便不利等。

◎用于各种癌症。

◎外用于毒蛇咬伤等。

用药禁忌

阴疽及脾胃虚寒者忌用。

古今药方

改善痤疮

白花蛇舌草、生地黄各30克，栀子、白芷、黄柏各10克，黄芩、枇杷叶、桑白皮、当归、赤芍、菊花、知母各15克，牡蛎20克。水煎服，每日1剂。患者小于16岁者，用量减半。

蒲公英

解毒消痈，利湿通淋

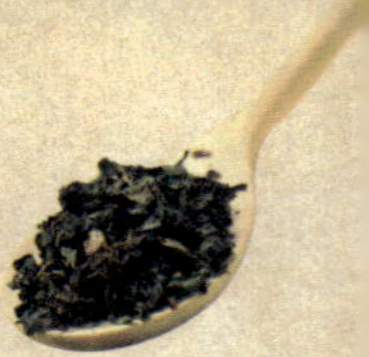

别　名	黄花苗、蒲公草。
性味功效	性寒，味苦、甘。归肝、胃经。清热解毒，消肿散结。
用法用量	水煎服，9～15克；外用适量。

常用配伍

蒲公英 + 瓜蒌

（解毒散气滞）（理气化痰）

作用： 两者配伍，可加强解毒散结的作用，多用于乳痈、痈肿疖疮、疔疮。

蒲公英 + 夏枯草

（清热解毒）（疏泄肝火）

作用： 两者配伍，可清肝解毒，多用于瘰疬结核等。

功效主治

◎用于痈肿疔毒等，可辅助治疗乳痈初起、红肿疼痛等。

◎用于湿热黄疸、热淋小便涩痛及咽喉肿痛。

用药禁忌

◎可与菊花、夏枯草、黄芩等配伍使用。

◎蒲公英不可过量服用，否则会引起腹泻。

穿心莲

肺热、肺火皆可用

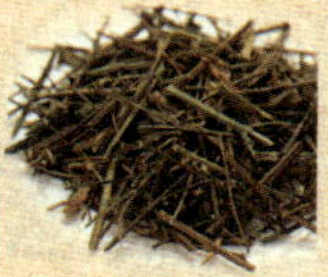

别　名	一见喜、苦胆草、榄核莲。
性味功效	性寒，味苦。归心、肺、肾经。清热解毒，凉血消肿，燥湿。
用法用量	水煎服，6～9克；外用适量。

功效主治

◎用于外感风热、温病初起、肺热咳嗽（包括上呼吸道感染、肺炎、支气管炎等）。

◎用于咽喉肿痛、口舌生疮等。

◎用于湿热泻痢、湿疹瘙痒、热淋小便涩痛等。

◎用于痈肿疮毒、蛇虫咬伤等。

◎用于改善胃肠炎、感冒发热、扁桃体炎等。

◎用于改善高血压、胆囊炎、急性菌痢等。

用药禁忌

◎穿心莲不可多服久服，易伤人胃气。

◎脾胃虚寒者不宜用。

绿豆

养肝解毒，
祛火消暑

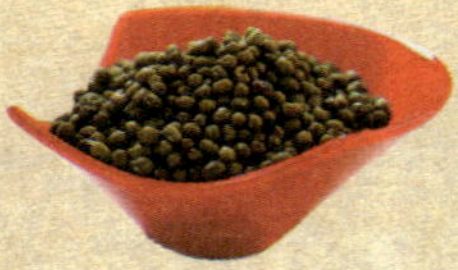

别　名	青小豆。
性味功效	性寒，味甘。归心、胃经。清热解毒，消暑，利水。
用法用量	水煎服，15～30克；外用适量。

功效主治

◎用于痈肿疮毒等。

◎用于暑热烦渴。

◎用于药食中毒（如酒精、巴豆、附子、乌头、砒霜等中毒）。

◎用于清热解毒、明目降压等。

◎用于排毒美肤、抗过敏、消除青春痘。

◎用于改善口舌生疮、胆囊炎等。

◎用于补益肠胃、降血压、降血脂等。

用药禁忌

◎患有肢酸伴冰冷乏力、全身怕冷、腰膝冷痛、脾胃虚寒泄泻等寒凉性疾病时，忌用绿豆。

◎患有外感风热、痈肿丹毒、暑热烦渴等热性病时，绿豆可以与中药同服。

◎老人、儿童及体质虚寒者不宜多食，否则易引起消化不良、腹泻；脾胃虚寒、肠滑泄泻者忌用。

清热燥湿药

黄连

清热燥湿，泻火解毒

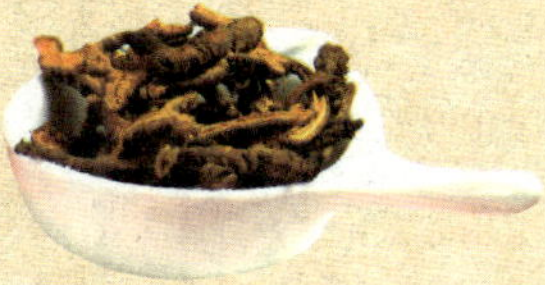

别名	川连、姜连、尾连。
性味功效	性寒，味苦。归心、肺、胆、胃、大肠经。清热燥湿，泻火解毒。
用法用量	水煎服，2～5克；外用适量。

常用配伍

黄连 + 生地黄

（泻火解毒）（除湿止痛）

作用： 两者配伍，有清热降火、凉血解毒的作用，多用于实热消渴、热势不减、夜睡不安等。

黄连 + 肉桂

（清心火）　（和心血）

作用： 两者配伍，有养心安神的作用，多用于心肾不交所致的失眠。

功效主治

◎用于湿热痞满、呕吐吞酸等。

◎用于缓解高热神昏、心烦失眠等。

◎用于痈肿疖疮、目赤牙痛等。

◎用于湿疹、耳道流脓等。

用药禁忌

本品大苦寒，过服久服易伤脾胃。

黄柏

清热燥湿，泻火解毒

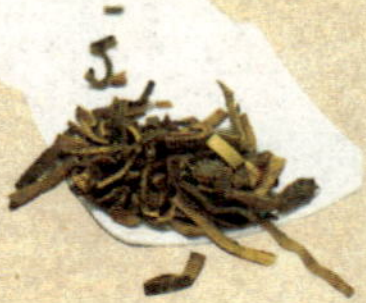

别名	元柏、蘗木、黄蘗、蘗皮。
性味功效	性寒，味苦。归肾、膀胱经。清热燥湿，泻火，除骨蒸。
用法用量	水煎服，3～12克；外用适量。

慧眼识真伪

黄柏有川黄柏和关黄柏。川黄柏形状呈平板状，表面呈黄褐色或黄棕色，内面暗黄或淡棕色，体积较轻、质地较坚硬，断面呈鲜黄色，味极苦，嚼之有黏性，以皮厚、断面色黄者为佳。关黄柏树皮呈板片状，略弯曲，长宽不一，表面呈灰黄色或淡黄棕色，体积较轻、质地较坚硬，气微，味极苦，嚼之有黏性。

功效主治

◎用于细菌性痢疾、肺炎、肺结核、湿热脚气等。

◎用于湿疹引起的瘙痒、疮疡肿痛等。

◎用于阴虚火旺、潮热盗汗、遗精、腰酸等。

用药禁忌

本品苦寒伤胃，脾胃虚寒者忌用。

决明子

清肝脏热，
明目润肠

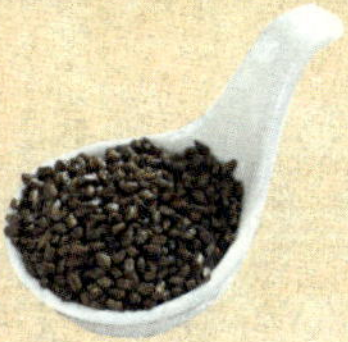

别　　名	草决明、还瞳子。
性味功效	性微寒，味苦、咸、甘。归肝、肾经。清热明目，润肠通便。
用法用量	水煎服，9～15克。

常用配伍

决明子 ＋ 菊花

（清肝益肾）（平肝散热）

作用： 两者配伍，可加强益肝肾、清火散热的作用，多用于肝火或风热所致的目赤肿痛等。

决明子 ＋ 柴胡

（清肝散热）（疏肝解郁）

作用： 两者配伍，有清肝疏肝的作用，多用于改善肝火旺盛所致的头痛眩晕、目赤昏花等。

功效主治

◎用于头痛眩晕、目赤昏花、大便秘结等。

◎用于目赤肿痛、畏光多泪、目暗不明等。

用药禁忌

长期服用可能会引起肠道病变或导致难治性便秘，应高度注意。

夏枯草

清肝明目，散结消肿

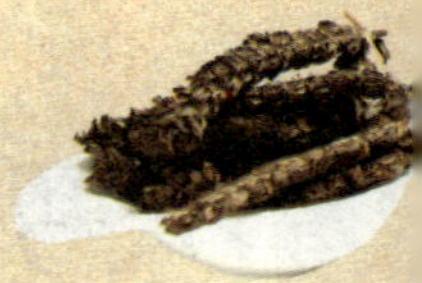

别名	夕句、燕面铁色草、棒柱头花。
性味功效	性寒，味苦、辛。归肝、胆经。清热泻火，明目，散结消肿。
用法用量	水煎服，9～30克。

常用配伍

夏枯草 + 香附

（清火散结）（疏肝解郁）

作用： 两者配伍，可加强清火散结的作用，多用于肝虚目痛、瘰疬等。

夏枯草 + 玄参

（清泻肝火）（降火润燥）

作用： 两者配伍，有散结、滋阴降火的作用，多用于肝火郁结所致的瘰疬结核。

功效主治

◎用于目赤昏花、目珠夜痛、乳痈肿痛等。

◎民间用它来泡茶，作清凉解暑剂。

◎用于清火散结、明目养肝等。

用药禁忌

◎脾胃虚弱者慎服。

◎慢性胃肠道疾病患者最好配伍其他中药服用。

清热凉血药

玄参

滋阴降火，
凉血解毒

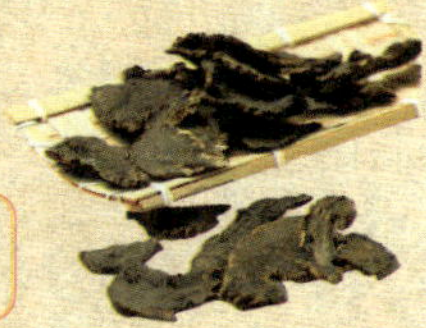

别　名	黑参、元参。
性味功效	性微寒，味苦、咸。归肺、肝经。清热凉血，解毒滋阴。
用法用量	水煎服，10～15克。

常用配伍

玄参 + 牡丹皮

（泻火解毒）（化斑祛瘀）

作用：两者配伍，有清热解毒的作用，多用于丹毒、斑疹等。

玄参 + 黄芩

（清热解毒）　（清肺火）

作用：两者配伍，可加强清热解毒的作用，多用于咽喉肿痛、热病高热烦躁等。

功效主治

◎用于温热病热入营分伤阴引起的身热夜甚、心烦口渴、发斑神昏等。

◎用于目赤、咽痛、瘰疬、痈肿疮毒等。

用药禁忌

◎脾胃虚寒、食欲不振、大便稀薄者忌用。

◎血虚腹痛及虚寒者忌用。

赤芍

凉血逐瘀，消热止痛

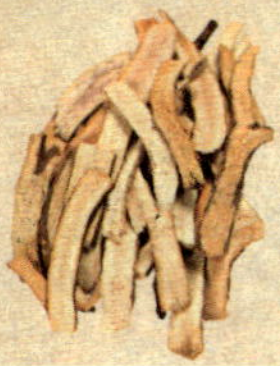

别　　名	赤芍药、红芍药。
性味功效	性微寒，味苦。归肝、肺、脾经。清热凉血，散瘀止痛。
用法用量	水煎服，6～12克。

常用配伍

赤芍 + 川芎

（散瘀止痛）（行气散血）

作用： 两者配伍，可加强活血化瘀、止痛的作用，多用于女性血瘀癥瘕、经闭腹痛或外伤瘀血疼痛、痈疽等。

赤芍 + 薄荷

（活血凉血）（散热清目）

作用： 两者配伍，有凉血散热的作用，多用于目赤肿痛、头痛等。

功效主治

◎用于温病热入血分、身热发斑、吐血、衄血，以及肝热引起的目赤肿痛、胁痛等。

◎用于血滞经闭、痛经、腹痛、跌打损伤等。

◎用于痈肿疮疡或内痈初起。

用药禁忌

血虚无瘀、虚寒、痈疽已溃者不宜用。

水牛角

清热镇惊，凉血

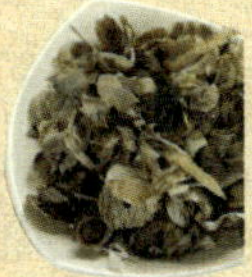

别　　名	牛角、牛角粉、牛角尖。
性味功效	性寒，味苦。归心、肝、脾、胃经。清热凉血，解毒，定惊。
用法用量	锉碎煎服15～30克，宜先煎3小时。

慧眼识真伪

中药水牛角的外形弯曲，根部略呈三角形，中空，颜色黑褐，质地坚硬，剖面纹细而不显，味淡，气味腥。纵断面有细长梭形纹理或出现纵长裂缝，上面有微细灰棕色色素颗粒；横断面呈梭形，其纹理平行排列，呈弧状弯曲，有众多黄棕色色素颗粒。

功效主治

◎用于温病引起的高热、吐血、发斑、发疹等。

◎用于热病引起的神昏谵语、惊风、癫狂等。

◎用于热头痛、喉头红肿、小儿惊风及吐血等。

◎用于辅助治疗麻痘斑疹、小便色红等。

用药禁忌

◎脾胃虚寒者慎服。

◎水牛角不可与草乌类药物同用。

生地黄

滋阴凉血，清热补血

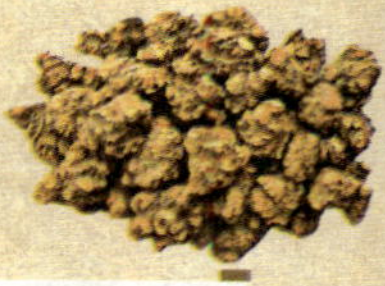

别名	干地黄。
性味功效	性寒，味甘、苦。归心、肝、肾经。清热凉血，养阴生津。
用法用量	水煎服，10～15克。

常用配伍

生地黄 + 阿胶

（凉血清热）（养血润燥）

作用： 两者配伍，有养血、止血、清热的作用，多用于虚热咯血、衄血、崩漏、吐血、温病耗伤营血等。

生地黄 + 熟地黄

（滋阴止血）（益精养血）

作用： 两者配伍，有滋肾阴、养精血的作用，多用于阴虚血亏所致的热证。

功效主治

◎生地黄养阴、清虚热作用较强，适用于热病后期伤阴引起的舌红口干、烦渴多饮、阴虚内热、骨蒸劳热等。

◎用于血热引起的湿疹、荨麻疹等。

用药禁忌

脾虚泄泻、胃寒食少、胸膈有痰者慎服。

紫草

凉血活血，解毒透疹

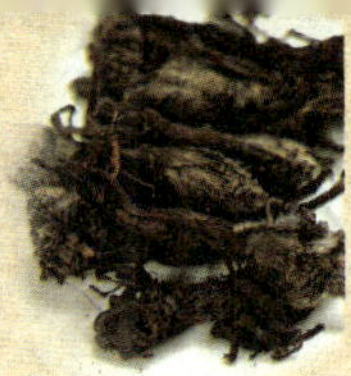

别　名	紫丹、紫草茸、山紫草。
性味功效	性寒，味甘、咸。归肝、肾、心包经。清热凉血，活血，解毒透疹。
用法用量	水煎服，5～10克。

常用配伍

紫草 + 连翘

（消斑透疹）（解毒透疹）

作用： 两者配伍，有清血解毒、散风热、透疹消斑的作用，多用于热病疹出不透或斑疹色暗、尿短、便秘等。

紫草 + 瓜蒌仁

（凉血解毒）（清火消肿）

作用： 两者配伍，有凉血解毒去疮的作用，多用于改善热毒内盛所致的痈疮、便秘等。

功效主治

◎用于因血分热毒壅盛引起的斑疹紫黑、麻疹不透等。

◎用于疮疡、湿疹、烫伤、慢性溃疡等。

◎用于抗菌消炎，对于金黄色葡萄球菌、大肠埃希菌均能起到抑制作用。

用药禁忌

脾虚大便稀薄或腹泻者忌用。

牡丹皮

清热凉血，活血散瘀

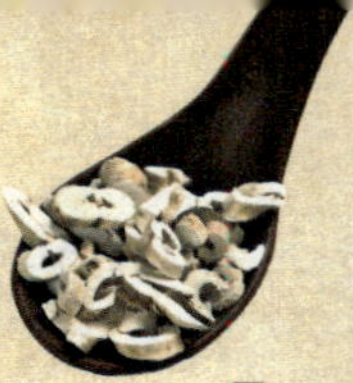

别　名	丹皮、牡丹根皮。
性味功效	性微寒，味苦、辛。归心、肝、肾经。清热凉血，活血祛瘀。
用法用量	水煎服，6～12克。

常用配伍

牡丹皮 ＋ 菊花

（清热凉血）（平肝明目）

作用： 两者配伍，有清热凉血平肝火的作用，多用于肝火目赤、头晕等，与山栀子同用，效果更好。

牡丹皮 ＋ 金银花

（活血化瘀）（清热解毒）

作用： 两者配伍，可加强清热解毒散结的作用，多用于疮疡痈肿。

功效主治

◎用于温热病后期伤阴引起的身体夜热早凉、热退无汗等。

◎用于痈肿疮毒、肠痈初起腹痛、跌打损伤等。

用药禁忌

◎血虚有寒者慎服。

◎孕妇或月经过多者慎服。

第四章 理血类养生中药

凉血止血药

大蓟

适用于多种出血证

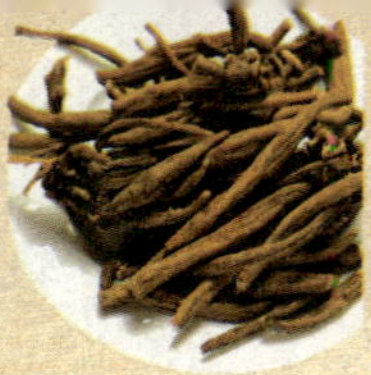

别名	虎蓟、马蓟、刺蓟、山牛蒡。
性味功效	性凉，味甘、苦。归肝、脾、肾经。凉血止血，散瘀解毒消痈。
用法用量	水煎服，10～15克。

常用配伍

大蓟 + 小蓟

（消肿化瘀）（活血化瘀）

作用：两者配伍，相须为用，有凉血止血的作用，多用于各种血热出血及血热有瘀的疾患。

大蓟 + 侧柏叶

（消肿化瘀）（清热凉血）

作用：两者配伍，可加强清热凉血、止血的作用，多用于心肺虚劳损伤所致的吐血、咯血等。

功效主治

◎用于血热引起的吐血、咯血、崩漏等。

◎用于湿热黄疸。

用药禁忌

◎脾胃虚寒者慎用。

◎大蓟具有散瘀的功效，无瘀滞者慎用。

◎孕妇慎用。

槐花

凉血止血，清肝泻火

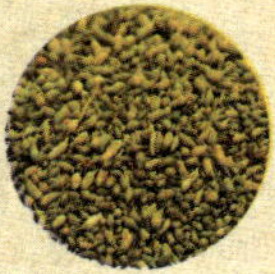

别名	槐米、槐蕊。
性味功效	性凉，味苦。归肝、大肠经。凉血止血，清肝泻火。
用法用量	水煎服，10～15克。

常用配伍

槐花 + 荆芥

（凉血止血）（祛风止血）

作用： 两者配伍，有疏风利气、宽肠止血的作用，多用于肠风下血、痔血等。

槐花 + 侧柏叶

（凉血止血）（敛血凉血）

作用： 两者配伍，相须为用，可加强凉血止血的作用，多用于改善各种出血症状，如吐血、鼻出血、尿血、崩漏、便血等。

功效主治

◎用于血热妄行引起的各种出血证，尤其适用于下消化道出血，如便血、痔疮出血。

◎用于肝火上炎引起的头痛、目赤、眩晕等。

用药禁忌

脾胃虚寒者及孕妇慎用。

地榆

凉血止血，
解毒敛疮

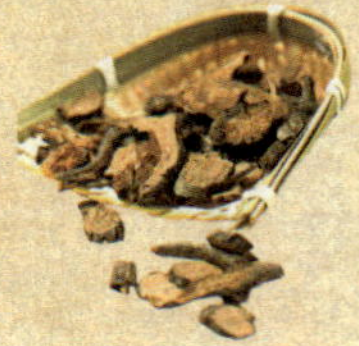

别名	血箭草。
性味功效	性微寒，味苦、酸。归肝、肾、胃、大肠经。凉血止血，解毒敛疮。
用法用量	水煎服，10～15克；外用适量。

常用配伍

地榆 + 甘草

（清热凉血）（调和药性）

作用： 两者配伍，相使为用，可加强其清热凉血止血的作用，多用于便血、下焦出血证。

地榆 + 乌梅

（清热凉血）（涩肠止泻）

作用： 两者配伍，有凉血涩肠的作用，多用于血痢、便血、痔疮等证。

功效主治

用于多种热性出血证，如便血、血痢、尿血、痔疮出血或女性崩漏等。

用药禁忌

◎虚寒性便血、下痢、崩漏或出血有瘀者慎用。

◎大面积烧伤，不宜大量使用地榆外涂，以防鞣质大量吸收，引发中毒性肝炎。

白茅根

血热妄行之良药

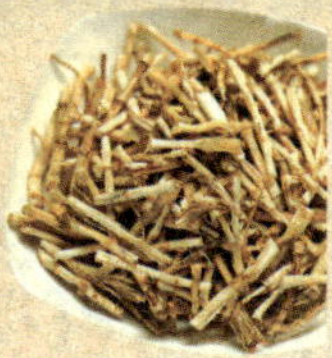

别名	茅根、兰根。
性味功效	性寒，味甘。归心、肺、胃经。凉血止血，清热利尿，清肺胃热。
用法用量	水煎服，15～30克，鲜品加倍。

功效主治

◎用于血热妄行引起的咯血、吐血、尿血等证。

◎用于胃热呕吐、肺热咳嗽、湿热黄疸等。

用药禁忌

脾胃虚寒者及虚寒性吐血、呕吐者等慎用。

食疗养生

三根清肺茶　清肺润燥

组成：

白茅根碎、丝瓜根碎、芦根碎各60克。

做法及用法：

将以上材料放入茶壶中并冲入600毫升沸水，加盖闷泡20分钟左右，滤渣取汁饮用。

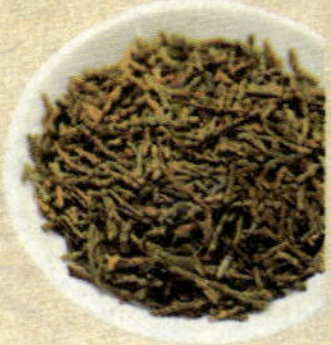

侧柏叶

止流血，清肺热

别　名	香柏、片柏。
性味功效	性微寒，味苦、涩。归肺、肝、大肠经。凉血止血，化痰止咳。
用法用量	水煎服，10～15克；外用适量。

常用配伍

侧柏叶 + 沉香

（清热止咳）（纳气平喘）

作用：两者配伍，有止咳平喘的作用，多用于喘咳兼热者、支气管哮喘者。

侧柏叶 + 生地黄

（清热凉血）（泄热凉血）

作用：两者配伍，可加强清热凉血的作用，多用于血热妄行所致的吐血、衄血等。

功效主治

◎用于各种出血证，如吐血、鼻出血、尿血、血痢、崩漏等，尤宜于血热出血。

◎用于改善肺热咳喘症状。

用药禁忌

◎虚寒者不宜单独使用。

◎出血而兼有瘀血者慎用，易导致瘀血积滞不散。

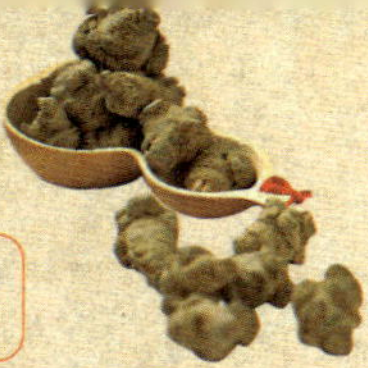

三七

散瘀止血，消肿定痛

别名	田七。
性味功效	性微温，味甘、苦。归肝、胃经。化瘀止血，活血定痛。
用法用量	研末吞服1～1.5克；水煎服，3～10克。

常用配伍

三七 + 白及

（散瘀止血）（消肿生肌）

作用： 两者配伍，相须为用，可加强止血化瘀的作用，多用于便血、吐血、咯血等各种出血证。

三七 + 大黄

（活血止血）（活血化瘀）

作用： 两者配伍，有活血化瘀、消肿止痛的作用，多用于外伤肿痛。

功效主治

◎用于多种出血证，有瘀血者尤宜。

◎用于胸腹刺痛、跌打损伤、瘀滞疼痛等。

◎用于冠心病、心绞痛、脑出血后遗症等。

用药禁忌

◎气血亏虚所致的痛经、月经失调者慎用。

◎孕妇慎用。

白及

补肺止血，消肿生肌

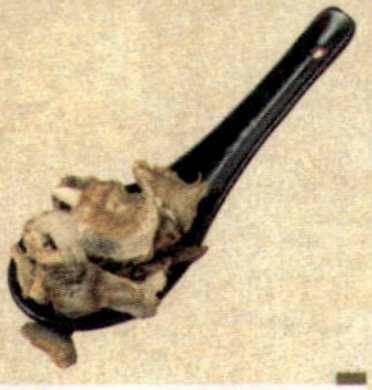

别　名	白鸡娃、连及草、甘根。
性味功效	性微寒，味苦、涩。归肺经。止血化瘀，补肺消肿。
用法用量	煎汤或入丸、散，3～9克。

常用配伍

白及 + 枇杷叶

（化瘀止血）（清肺化痰）

作用： 两者配伍，可加强消痰止咳、化瘀止血的作用，多用于缓解肺有虚热、瘀血咯血症状。

白及 + 贝母

（消瘀止血）（润肺除燥）

作用： 两者配伍，有止咳润肺、化痰止血的作用，多用于肺痨咳吐脓血等。

功效主治

用于肺伤咯血、衄血、金疮出血、溃疡疼痛、痈疽肿毒、手足皲裂等。

用药禁忌

◎外感咯血、肺痈初起及肺胃有实热者忌服。

◎不宜与乌头类药物同用。

川芎

血中气药、
气血病之圣药

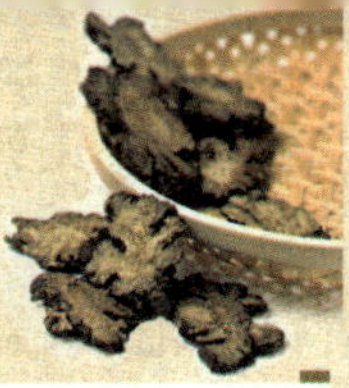

别名	西川芎、大川芎。
性味功效	性温，味辛。归肝、胆、心包经。活血行气，祛风止痛。
用法用量	水煎服，3～9克。

功效主治

◎用于血瘀气滞引起的各种疼痛。

◎用于女性月经不调、痛经、闭经、产后瘀滞腹痛等。

◎用于风寒、风热、风湿、血虚、血瘀等引起的头痛。

用药禁忌

◎川芎辛散温通，有活血化瘀的功效，故阴虚火旺、月经过多、有出血性疾病者及孕妇须谨慎服用。

◎川芎不可单用，必须与补气、补血药配伍使用。

◎川芎有毒性，不可长期服用。实验显示，用川芎甲醇提取物每日给大鼠灌胃，连续21日，可见竖毛、流涎等表现。

郁金

行气化瘀，凉血止痛

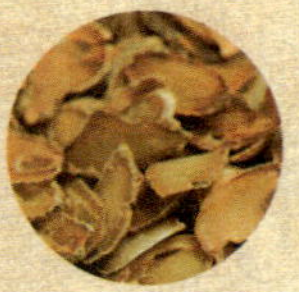

别　名	玉金。
性味功效	性寒，味辛、苦。归心、肺、肝经。活血止痛，行气解郁，清心凉血。
用法用量	水煎服，5～12克；研末服，2～5克。

常用配伍

郁金 + 丹参

（凉血止痛）（行血除烦）

作用： 两者配伍，可加强祛瘀止痛的作用，多用于血热有瘀所致的胸痹疼痛、胁肋胀痛等。

郁金 + 茵陈

（活血凉血）（清利湿热）

作用： 两者配伍，可清热凉血、利湿退黄，用于黄疸胁痛、胸胁痞满。

功效主治

◎用于气滞血瘀引起的胸痛、痛经、经闭等。

◎用于热病神昏、癫痫发狂等。

◎用于肝胆湿热引起的黄疸、尿赤等。

◎用于气火上逆引起的吐血等。

用药禁忌

郁金不可与丁香同用。

活血调经药

红花

活血通经，化瘀止痛

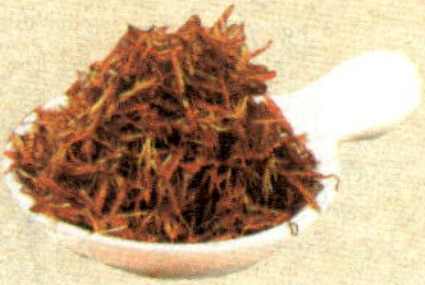

别　名	杜红花、金红花。
性味功效	性温，味辛。归心、肝经。活血通经，祛瘀止痛。
用法用量	水煎服，3～10克；外用适量。

功效主治

◎用于闭经、痛经、产后胎盘残留腹痛、产后恶露不行、死胎等。

◎用于瘕、跌打损伤引起的血瘀肿痛等。

◎红花与川芎、丹参等搭配可以活血散瘀，用于缓解冠心病症状。

◎用红花泡脚可起到防治静脉曲张、促进血液循环的效果。

用药禁忌

◎孕妇慎用，易动胎气。

◎有报道显示，部分患者服用红花会出现鼻出血、共济失调、月经延长或提前、嗜睡、萎靡不振、口干、排粉红色尿液或过敏等不良反应。

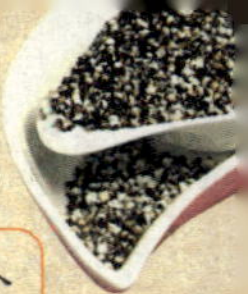

王不留行

活血、通经、催乳之良药

别　名	留行子、麦蓝菜。
性味功效	性平，味苦。归肝、脾、胃经。活血通经，下乳消痈，利尿通淋。
用法用量	水煎服，5～10克；外用适量。

常用配伍

王不留行（通乳）＋黄芪（益气生血）

作用：两者配伍，可加强益气生血、下乳的作用，多用于气虚、乳汁不下。

王不留行（行血消肿）＋续断（疗伤止痛）

作用：两者配伍，有消肿止痛的作用，多用于跌打肿痛、冻伤。另加当归、红花效果更好。

功效主治

◎用于血瘀引起的痛经、闭经等。

◎用于女性产后乳汁不通、乳痈肿痛等。

◎用于热淋、血淋、石淋等。

用药禁忌

孕妇及月经过多者忌用。

益母草

为女性而生的草

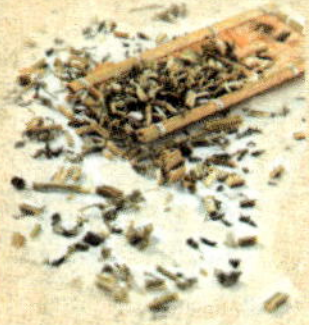

别名	坤草。
性味功效	性微寒，味辛、微苦。归肝、心包经。活血调经，利水消肿，清热解毒。
用法用量	水煎服，10～30克。

功效主治

◎用于女性月经不调、行经不畅、小腹胀痛、产后恶露不尽、闭经等。

◎用于外伤瘀血作痛、跌打损伤、疮痈肿毒、皮肤痒疹等。

用药禁忌

◎孕妇忌用。

◎崩漏经多、无瘀滞者忌用。

◎凡外感风寒、内伤生冷、脾胃虚弱、肾阳虚衰等均不宜长期大量服用。

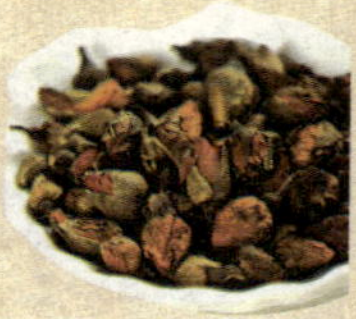

月季花

活血通经之常用药

别　名	月月红。
性味功效	性温，味甘。归肝经。活血调经，疏肝解郁，消肿解毒。
用法用量	冲服或水煎服，2～5克，不宜久煎。

功效主治

◎用于肝气郁结引起的胸胁胀痛、痛经、闭经等。

◎用于血瘀肿痛、瘰疬肿痛、跌打损伤等。

◎捣烂外用辅助治疗热疖疮痈等。

用药禁忌

◎月季花不宜久煎，可泡服或研末服用。

◎孕妇忌用，其活血之力较强，易导致胎动不安。

◎脾胃虚弱者慎用。

古今药方

调经止痛

月季花、当归、香附、益母草各15克，水煎服。

艾叶

散寒止痛，温经止血

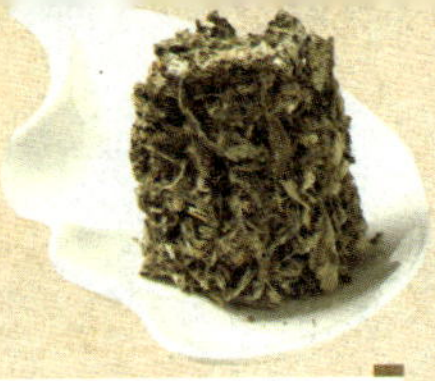

别名	艾蒿、大艾叶、医草。
性味功效	性温，味苦、辛。归脾、肝、肾经。温经散寒，理血止痛。
用法用量	入丸、散或捣汁，3～9克。

常用配伍

艾叶 + 炮姜

（温经散寒）（理血止痛）

作用： 两者配伍，相须为用，可加强散寒止痛的作用，多用于下焦虚寒所致的月经不调、痛经等。

艾叶 + 香附

（温经散寒）（解郁调经）

作用： 两者配伍，有调经止痛的作用，多用于虚寒气滞所致的月经不调、痛经、月经过多等。

功效主治

◎用于心腹冷痛、月经不调、带下崩漏、胎动不安、妊娠下血等。

◎用于宫冷不孕、吐血、衄血、皮肤瘙痒等。

用药禁忌

阴虚血热者慎用。

丹参

调经顺脉之药

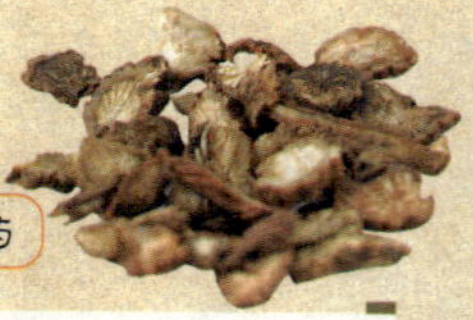

别名	赤参、紫丹参、红根。
性味功效	性微寒，味苦。归心、肝经。活血调经，祛瘀止痛，凉血消痈，除烦安神。
用法用量	水煎服，5～18克。

常用配伍

丹参 + 当归

（活血凉血）（补血行血）

作用： 两者配伍，可加强活血调经的作用，多用于月经不调或产后恶露不尽等。

丹参 + 瓜蒌

（凉血消肿）（化痰散结）

作用： 两者配伍，有活血散结的作用，多用于乳痈、心胸刺痛等。

功效主治

◎用于月经不调、闭经、痛经、产后瘀滞腹痛。

◎用于血瘀心痛、脘腹疼痛、风湿痹证、疮痈肿痛。

用药禁忌

对丹参过敏者禁用，过敏症状表现为全身皮肤瘙痒，严重者会伴有呼吸困难，甚至呕吐、四肢冰冷，乃至休克等。

桃仁

活血祛瘀，润肠通便

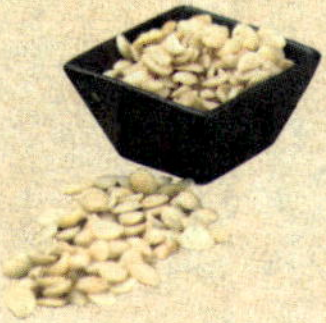

别名	大桃仁。
性味功效	性平，味苦、甘。归心、肝经。活血祛瘀，润肠通便，止咳平喘。
用法用量	水煎服，5～10克，捣碎用。

常用配伍

桃仁 + 杏仁

（活血润燥）（降气滑肠）

作用： 两者配伍，可加强滑肠、止痛止咳的作用，多用于改善腰痛、腹痛、便秘、咳嗽等。

桃仁 + 大黄

（活血化瘀）（凉血祛瘀）

作用： 两者配伍，有活血化瘀、消肿止痛、凉血的作用，多用于青肿疼痛、跌打损伤等。

功效主治

用于瘀血阻滞、瘀肿疼痛、肺痈、肠痈、大便干燥、咳嗽气喘等。

用药禁忌

◎孕妇忌用。

◎便秘者慎用。

◎本品有小毒，不可过量。

水蛭

破血逐瘀，
通经活络

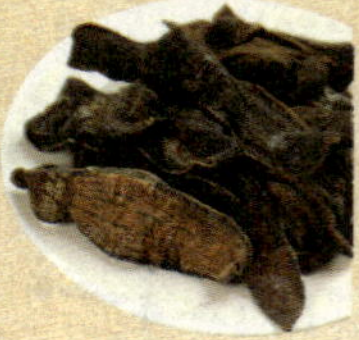

别　名	蚂蟥、马鳖。
性味功效	性平，味咸、苦，有毒。归肝、膀胱经。破血通经，逐瘀消癥。
用法用量	水煎服，1.5～3克；研末服，0.3～0.5克。

慧眼识真伪

水蛭主要生长在稻田、沟壑及浅水区的池塘中，于每年的夏秋季捕捞。水蛭的身体背腹呈扁形，前端较窄，身体呈叶片状或蠕虫状，体节固定为34节，末7节愈合成吸盘，可见的只有27节，每体节又分为数体环，头部不明显，常具眼点数对。

功效主治

◎用于血瘀引起的闭经、产后瘀阻腹痛等。

◎用于跌打损伤、骨折疼痛等。

◎用于脑出血引起的颅内血肿及血小板增多等。

用药禁忌

◎水蛭有毒，应慎用。

◎孕妇忌用。

第五章 理气类养生中药

玫瑰花

行气解郁，活血止痛

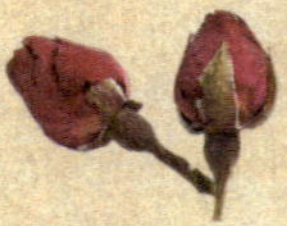

别名	徘徊花、刺玫花。
性味功效	性温，味甘、微苦。归肝、脾经。疏肝解郁，活血止痛。
用法用量	水煎服，1.5～6克。

功效主治

◎用于肝胃不和引起的胁痛、胃痛等。

◎用于肝郁气滞引起的月经不调或乳房胀痛等。

◎用于跌打损伤所致的瘀血疼痛。

用药禁忌

阴虚火旺者忌用。

古今药方

缓解月经周期性头痛

月季花、金银花各15克，玫瑰花、滁莉花各12克，杜红花10克，旋覆花（包煎）6克。水煎服。月经来潮前4日开始服用，连服10剂，下次月经前4日再开始服用。

陈皮

理气化痰，
和胃止吐

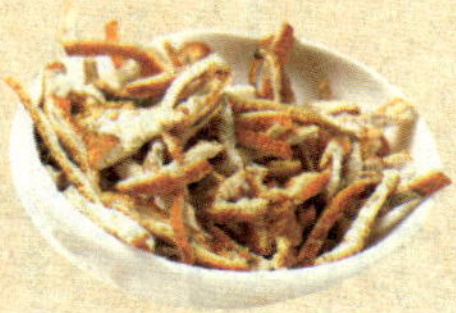

别　名	橘皮。
性味功效	性温，味辛、苦。归脾、肺经。理气健脾，燥湿化痰。
用法用量	水煎服，3～9克。

常用配伍

陈皮 + 厚朴

（理气健脾）（专行气滞）

作用： 两者配伍，可加强理气燥湿的作用，多用于气滞湿郁、脾胃运化不健所致的积食、食欲不振、恶心等。

陈皮 + 生姜

（化湿止呕）（温散气逆）

作用： 两者配伍，有健脾胃、降逆止呕的作用，多用于胃气不和、气逆呕吐等。

功效主治

用于腹胀腹满、恶心呕吐、消化不良、食欲不振、咳嗽痰多等。

用药禁忌

◎气虚体燥、阴虚燥咳者忌用。

◎吐血及内有实热者慎用。

◎孕妇不宜大剂量长期服用。

佛手

理气化痰，醒开脾胃

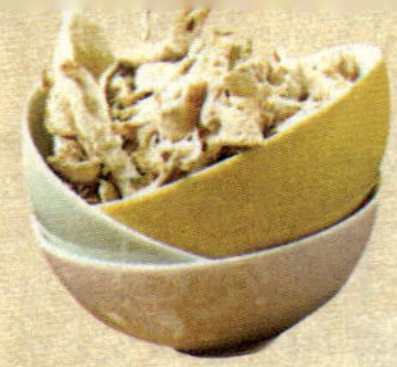

别名	佛手柑、佛手香橼、五指柑。
性味功效	性温，味辛、苦、酸。归肝、脾、胃经。疏肝解郁，理气和中，燥湿化痰。
用法用量	水煎服，3～9克。

常用配伍

佛手 + 半夏

（醒脾开胃）（化痰止呕）

作用： 两者配伍，有增进食欲、化痰止呕、健胃的功效，多用于湿痰阻滞所致的呕逆、恶心等。

佛手 + 葛花

（醒脾止呕）（醒酒护肝）

作用： 两者配伍，有醒脾开胃、止呕化痰的功效，多用于解酒、醒脾、护肝、解郁。

功效主治

◎用于肝郁气滞引起的胸胁胀痛、胃脘痞满。

◎用于食少呕吐、咳嗽。

◎日久痰多兼胸闷作痛等。

用药禁忌

阴虚火旺、气虚或无气滞者慎用。

香附

理气之良药，调经之要药

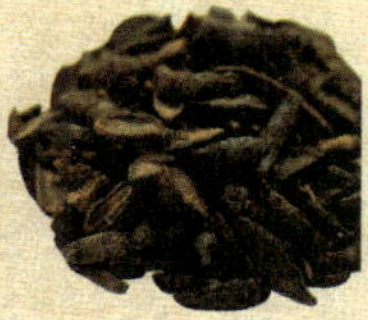

别名	香附子、雷公头。
性味功效	性平，味辛、微苦、微甘。归肝、三焦经。疏肝解郁，调经理气。
用法用量	水煎服，6～9克。

常用配伍

香附 + 柴胡

（理气解郁）（疏肝解郁）

作用： 两者配伍，可加强其理气解郁的作用，多用于胸胁胀痛，以及肝气郁结所致的月经不调、痛经等。

香附 + 当归

（调经止痛）（补血活血）

作用： 两者配伍，有活血、调经、止痛的作用，多用于改善月经不调、气滞血瘀所致的痛经等。

功效主治

◎用于肝郁气滞引起的胸、胁、腹胀痛等。

◎用于肝气郁结引起的乳房胀痛、月经不调等。

◎用于寒滞肝脉引起的疝气疼痛、痛引少腹等。

用药禁忌

◎气虚无滞者忌用。

◎阴虚或血热者忌用。

檀香

行气止痛，散寒调中

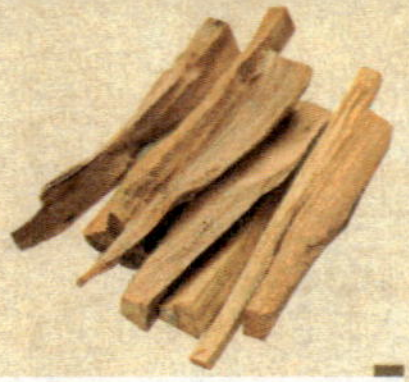

别　名	白檀香、黄檀香、真檀。
性味功效	性温，味辛、芳香。归脾、胃、肺经。行气止痛，散寒调中。
用法用量	水煎服，2～5克；入散丸，1～3克。

常用配伍

檀香 + 木香

（温中理气）（行气止痛）

作用： 两者配伍，可加强行气止痛、健胃的作用，多用于气滞所致的胸腹胀满。

檀香 + 石菖蒲

（行气健胃）（宁神健脾）

作用： 两者配伍，有健胃宁神的作用，多用于神志不清、食欲不振、腹胀等。

功效主治

◎用于寒凝气滞引起的胸痛、腹痛等。

◎用于缓解胃痛引起的不适。

◎用于胃寒食少、呕吐清水、冠心病、心绞痛等。

用药禁忌

◎阴虚火旺者忌用。

◎实热吐衄者慎用。

沉香

行气止痛，温中止呕

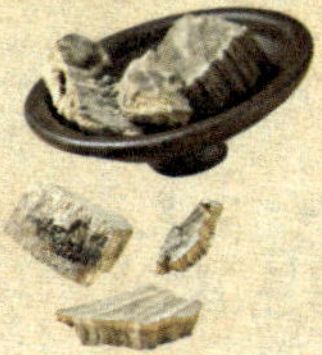

别名	崖香。
性味功效	性温，味苦、辛。归脾、胃、肾经。行气止痛，温中止呕，纳气平喘。
用法用量	水煎服，1.5～4.5克，宜后下。

常用配伍

沉香 + 紫苏

（降逆温中）（宽中理气）

作用： 两者配伍，有温中理气、降逆止呕的作用，多用于脾胃虚寒所致的呕吐、呃逆及妊娠恶阻。

沉香 + 莱菔子

（降气纳肾）（降气祛痰）

作用： 两者配伍，可加强祛痰平喘的作用，多用于肾虚不纳、痰气上逆所致的腹胀。

功效主治

◎用于胃寒、气喘、肾虚、胸腹胀痛等。

◎用于虚喘证，能降逆平喘。

用药禁忌

◎阴亏火旺者及气虚下陷者慎服。

◎咳喘等属热证者不宜单味药服用。

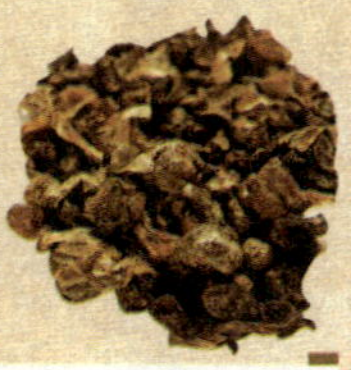

薤白

行气导滞，通阳散结

别　名	薤根、野蒜。
性味功效	性温，味辛、苦。归肺、胃、大肠经。通阳散结，行气导滞。
用法用量	水煎服，5～9克。

常用配伍

薤白 + 丹参

（通阳散结）（活血通经）

作用： 两者配伍，有活血散瘀的作用，多用于心血瘀阻所致的心痛、胸痛。

薤白 + 桂枝

（降气纳肾）（降气祛痰）

作用： 两者配伍，有助心阳的作用，多用于心阳不振所致的心悸、失眠等。

功效主治

◎用于寒痰湿浊凝滞引起的胸闷疼痛、咳喘等。

◎用于缓解胸腹胀满、泻痢后重等。

◎用于解毒补虚。

用药禁忌

◎脾胃虚弱、阴虚或发热者慎用。

◎胃气虚寒者，服薤白可能会导致嗳气，不宜多用。

荔枝核

行气散结，
祛寒止痛

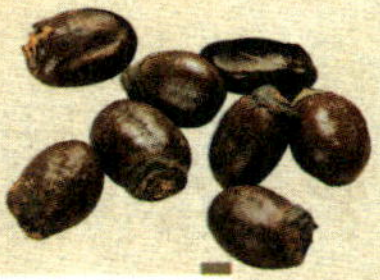

别　　名	荔仁、枝核、大荔核。
性味功效	性温，味甘、涩。归肝、肾经。行气散结，散寒止痛。
用法用量	水煎服，4.5～9克；或适量入散剂。

功效主治

◎用于寒疝腹痛、睾丸肿痛等。

◎用于肝气郁结引起的胃脘痛、痛经或产后腹痛等。

用药禁忌

◎无寒湿气滞者忌用。

◎用于肝胃不调，可与木香一起研末服用。

古今药方

健脑酒

人参、干地黄、枸杞子各25克，淫羊藿、沙苑子、母丁香各15克，沉香、远志肉各5克，荔枝核7个，高粱白酒1000毫升。将各味药放入酒中浸泡45日，每日饮1次，每次约10毫升。

枳实

破气除痞，
消积化痰

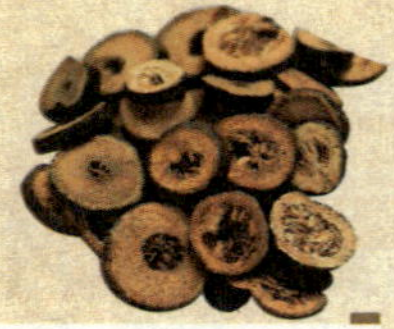

别　名	江枳实、川枳实。
性味功效	性微寒，味苦。归脾、胃经。破气消积，化痰除痞。
用法用量	水煎服，3～9克。

常用配伍

枳实 + 白芍
（消积散结）（和营敛阴）

作用： 两者配伍，有破积止痛、行气和血的作用，多用于气血积滞所致的腹痛。

枳实 + 瓜蒌
（破气消痞）（宽胸散结）

作用： 两者配伍，有行气散结的作用，多用于痰气互结所致的胸痹胸痛。

功效主治

◎用于食积不化引起的腹满腹胀、大便不通等。
◎用于湿热积滞引起的泻痢后重。
◎用于痰滞气阻引起的胸痹、心下痞满等。
◎用于胃下垂、子宫脱垂、脱肛等。

用药禁忌

◎脾胃虚弱、体虚久病者慎用。
◎孕妇慎用。

第六章 渗湿利水类养生中药

茯苓

利水渗湿之要药

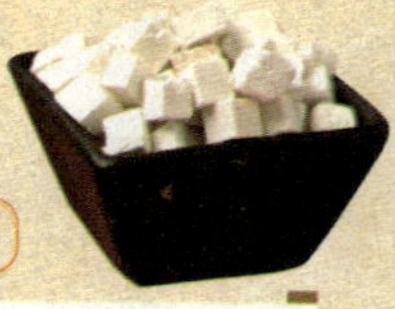

别名	云苓。
性味功效	性平，味甘。归心、肝、脾、肾、胃经。利水渗湿，健脾，宁心。
用法用量	水煎服，9～15克。

常用配伍

茯苓 ＋ 甘草

（益气宁心）（补中缓急）

作用： 两者配伍，可加强温阳益气的作用，多用于心脾不足所致的心悸气短、水肿等。

茯苓 ＋ 半夏

（健脾利湿）（消痰降逆）

作用： 两者配伍，有除痰止呕的作用，多用于痰饮、呕吐、打嗝、腹胀、食欲不振等。

功效主治

◎用于小便不利、水肿尿少、痰饮眩晕、心神不安、心慌失眠等。

◎用于脾虚引起的倦怠乏力、食欲不振、腹泻等。

用药禁忌

阴虚湿热、虚寒滑精或气虚下陷者慎用。

薏苡仁

利水消肿，除痹胜湿

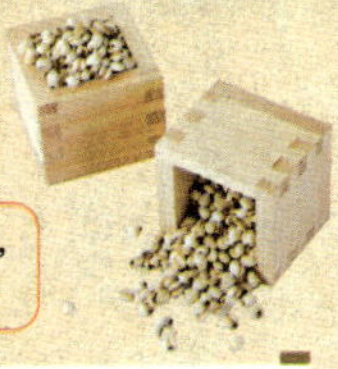

别名	薏米、起实、回回米。
性味功效	性微寒，味甘、淡。归脾、胃、肺经。利水渗湿，健脾，清热排脓。
用法用量	水煎服，9～30克。

功效主治

◎用于脾虚湿盛引起的水肿、脚气、小便不利、腹泻等。

◎用于风湿痹痛、筋软拘挛等。

◎用于肺痈、肠痈等。

用药禁忌

◎小便量多、大便燥结、津液不足者及孕妇忌用。

◎消化功能较弱的儿童及老弱患者慎用。

◎用于肝胃不调，可与木香一起研末服用。

古今药方

缓解老年斑

薏苡仁40克，煮熟，加糖适量，每日食用。轻者2个月有效，重者继续服至有效为止。

玉米须

利水消肿，平肝利胆

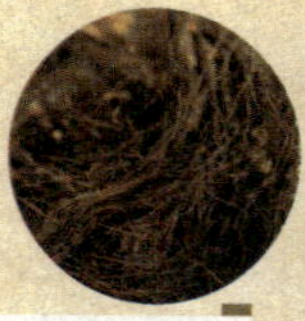

别　名	玉麦须、玉蜀黍蕊。
性味功效	性平，味甘。归肝、胆、膀胱经。利水消肿，利湿退黄。
用法用量	水煎服，30～60克。鲜者加倍。

功效主治

◎用于水肿、小便不利或小便短赤等。

◎用于肝胆湿热引起的肝炎黄疸、胆囊炎、胆结石等。

◎用于降血糖、降血压，治疗高血压、糖尿病等。

◎用于改善急性肾炎、初期肾结石。

◎用于急性溶血性贫血及乳腺炎等疾病。

古今药方

改善慢性肾炎

取玉米须50克，加温水600毫升，以小火煎煮20～30分钟，过滤后饮服，每日1次或分多次服用。3个月为1个疗程。

改善小便不利

取玉米须12克，加清水250毫升，煎至100毫升，每日1次服用，连服3～5日。

食疗养生

玉米须麦冬炖鸡肉 平肝利湿

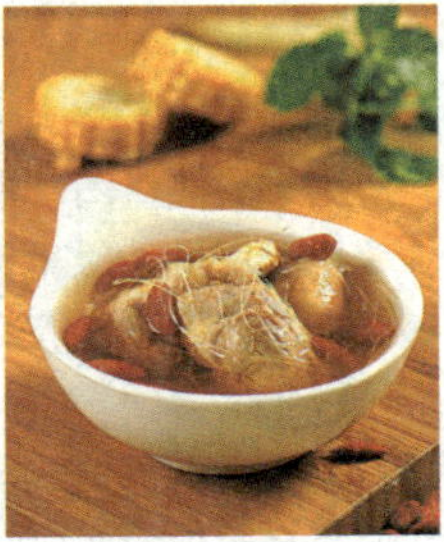

组成：

鸡胸肉200克，玉米须50克，麦冬20克，西洋参15克，枸杞子10克，盐少许。

做法及用法：

鸡胸肉洗净，切成小块后剁成肉碎，用清水稍微浸泡一会儿，备用。麦冬洗净，用清水浸泡，备用；枸杞子、西洋参用清水冲洗，备用。玉米须洗净，备用。把所有材料放进炖盅，加2000毫升水，隔水炖约1个半小时，加盐调味即可。

功效：

麦冬可养阴生津、润肺清心、止咳润燥。此炖品有润肺润燥、清热利湿、平肝解郁的功效。

冬瓜皮

利水消肿之常用药

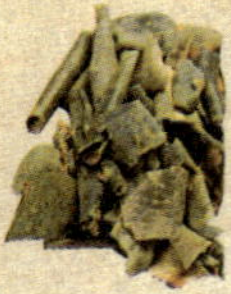

别　名	白瓜皮、白冬瓜皮。
性味功效	性凉，味甘。归脾、胃、小肠经。利水消肿，清热解暑。
用法用量	水煎服，15～30克。

功效主治

◎用于湿热水肿、小便不利等。

◎用于暑热口渴、小便短赤等。

◎用于肥胖、维生素缺乏、肝硬化、高血压、糖尿病、冠心病、癌症等。

用药禁忌

◎营养不良引起虚肿者慎用。

◎可与生薏苡仁、滑石、扁豆花等同用。

古今药方

止咳化痰

取经霜打的冬瓜皮适量，蜂蜜少许。将冬瓜皮与蜂蜜一起加水煎汤，每日服用1剂。

葫芦

缓解腹水之常用药

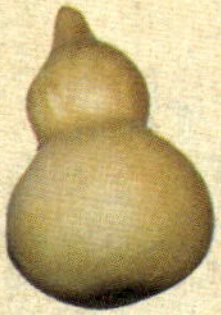

别　名	瓠瓜。
性味功效	性平，味甘、淡。归肺、脾、膀胱经。利水消肿。
用法用量	水煎服，15～30克。鲜品加倍。

功效主治

◎用于面目水肿、腹水、脚气肿胀、肺燥咳嗽、烦热口渴等。

◎用于黄疸的辅助治疗，可利湿退黄，也可与茵陈蒿、栀子、金钱草等同用。

用药禁忌

用葫芦烧灰存性，可用酒或开水送服，也可与猪苓、茯苓、泽泻等同用。

古今药方

清热消肿

鲜葫芦1个，捣烂，取汁液，加入适量蜂蜜调服，每次服用1小碗。

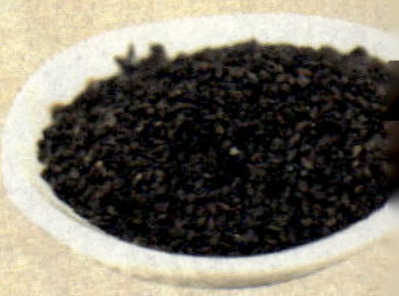

车前子

清热利尿，渗湿止泻

别　名	车前实、虾蟆衣子、猪耳朵穗子。
性味功效	性寒，味甘。归肾、肝、肺、膀胱、小肠经。利尿通淋，明目祛痰。
用法用量	水煎服，9～15克，宜包煎。

常用配伍

车前子 + 百部

（利痰止咳）（润肺止咳）

作用： 两者配伍，可加强祛痰止咳的作用，多用于小儿顿咳或慢性咳嗽，与半夏、橘皮、桔梗配伍，效果更好。

车前子 + 白术

（利水止泻）（健脾利湿）

作用： 两者配伍，健脾止泻效果更佳，多用于脾虚泄泻等，与薏苡仁、厚朴等配伍，效果更佳。

功效主治

用于小便不利、淋浊带下、水肿胀满、暑湿泻痢等。

用药禁忌

◎内伤劳倦、阳气下陷、肾虚及内无湿热者慎服。

◎孕妇、先兆流产者禁单味药大量久服。

泽泻

渗湿利尿，清泻肾火

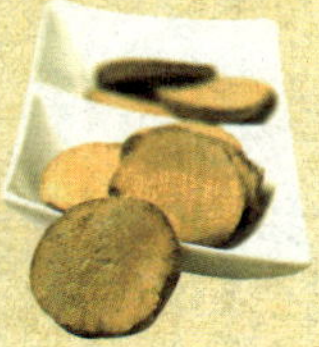

别名	水泻、水泽、禹孙。
性味功效	性寒，味甘、淡。归肾、膀胱经。渗湿利尿，泻火。
用法用量	煎汤或入丸、散，6～9克。

常用配伍

泽泻 + 白术

（渗湿利水）（健脾燥湿）

作用： 两者配伍，可加强健脾利湿、利水止泻的作用，多用于缓解脾虚水泻、小便不利等。

泽泻 + 半夏

（泄热利湿）（燥湿化痰）

作用： 两者配伍，有和胃利湿的作用，多用于脘腹胀满、小便不利等。

功效主治

用于小便不利、水肿胀满、痰饮眩晕、泄泻尿少、热淋涩痛等，被誉为“利水第一良品”。

用药禁忌

肾虚不固精滑者忌服。

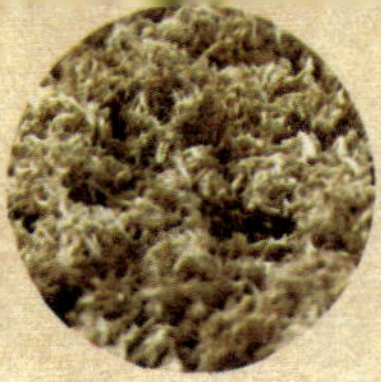

茵陈

清湿热，
退黄疸

别名	绵茵陈、茵陈蒿、绒蒿。
性味功效	性微寒，味苦。归脾、胃、肝、胆经。清热利湿，利胆退黄。
用法用量	煎汤熏洗，6~15克。

常用配伍

茵陈 + 干姜

（利胆退黄）（温中散寒）

作用： 两者配伍，可加强温散脾胃寒湿瘀滞的作用，多用于寒湿瘀滞、胆气外泄所致的身目发黄等。

茵陈 + 厚朴

（清热利胆）（宽中下气）

作用： 两者配伍，有清湿热、化浊气、消黄疸的作用。

功效主治

用于黄疸尿少、湿疮瘙痒、外感湿温或暑湿等。

用药禁忌

体虚多汗、阴虚阳亢、表虚汗多者忌服。

第七章 安神类养生中药

柏子仁

养心安神，益智健脾

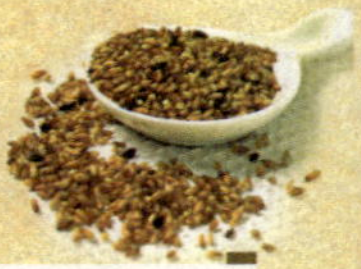

别　名	柏实。
性味功效	性平，味甘。归心、脾经。养心安神，润肠通便。
用法用量	水煎服，3～9克。

功效主治

◎用于心慌、失眠等，尤其适用于心阴虚及心肾不交引起的心慌、失眠。

◎用于体虚者肠燥便秘、老年人或产妇便秘等。

用药禁忌

◎柏子仁可润肠通便，常与火麻仁、郁李仁配伍，改善肠燥便秘。

◎大便稀薄、腹泻或呕吐者慎用或忌用。大便稀薄者可用柏子仁霜。

◎柏子仁甘缓滋润，痰多者不宜服用。

◎孕妇不宜长期大量服用。

酸枣仁

养心益肝
而安神

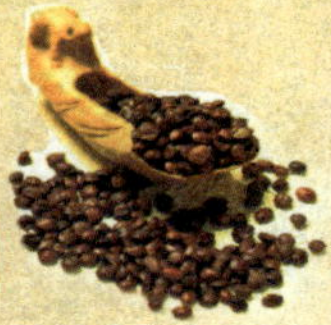

别　名	山枣仁。
性味功效	性平，味甘、酸。归心、脾、肝、胆经。养心益肝，敛汗生津。
用法用量	水煎服，使用前需打碎，9～15克。

常用配伍

酸枣仁 + 五味子
（养心安神）（敛气生津）

作用： 两者配伍，可加强补益心神的作用，多用于失眠、心悸等。

酸枣仁 + 知母
（宁心安神）（清热除烦）

作用： 两者配伍，有养血安神、清热除烦的作用，多用于阴血不足或虚阳浮动所致的虚烦不眠等。

功效主治

◎用于心神失养引起的心慌、多梦、易醒、失眠等。

◎用于体虚多汗等。

用药禁忌

◎内有实邪郁火者慎用。

◎腹泻者慎用。

远志

养心安神，
增强记忆力

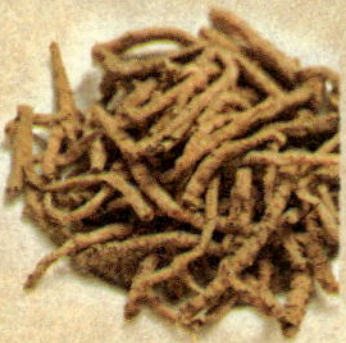

别　　名	远志筒、远志肉、远志棍。
性味功效	性温，味辛、苦。归心、肾经。安神益智，祛痰开窍，消散痈肿。
用法用量	水煎服，3～9克；外用适量。

常用配伍

远志 + 茯苓

（开心解郁）（补心益气）

作用： 两者配伍，可加强安神、宁心、镇静的作用，多用于心气虚弱所致的心悸、多梦等。

远志 + 酸枣仁

（开心解郁）（养血安神）

作用： 两者配伍，有养血舒心的作用，多用于惊悸怔忡、失眠等。

功效主治

◎用于心神不安、惊悸、失眠、遗精、健忘等。

◎用于痰阻心窍引起的神志恍惚、惊痫、痰多不爽等。

◎用于寒凝气滞及痰湿阻络引起的痈疽疮肿、乳房肿痛等。

用药禁忌

◎储存时应将其置于通风干燥处，注意防潮、防霉。

◎有实火或痰热者慎用。

◎需用甘草水制远志，否则易引起恶心呕吐等。

◎远志所含的皂苷会刺激胃黏膜，胃炎患者慎用。

食疗养生

远志蜜膏　养心安神，增强记忆力

组成：

远志100克，炼蜜适量。

做法及用法：

远志反复水煎3次，使药汁浓缩，后加入炼蜜，制成膏。每日早、晚各服1汤匙，温水送服。

鱼腥远志汁　戒烟清肺

组成：

鱼腥草30克，地龙、远志各15克，藿香、薄荷、甘草各10克，人参5克。

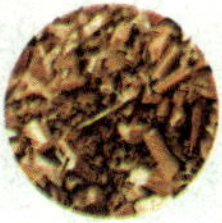

藿香

做法及用法：

将上述所有中药材以水煎服。每日1剂，每日3次，连续服7～10日。体虚者，可加人参5克。

合欢皮

解郁安神，
生肌续骨

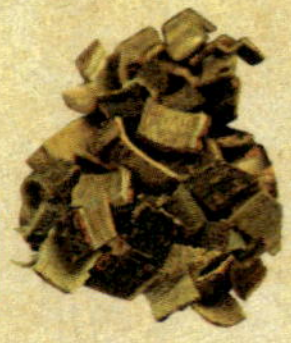

别　名	夜合树、夜合花。
性味功效	性平，味甘。归心、脾经。解郁安神，活血消肿。
用法用量	水煎服，5～9克；或适量入散剂。

常用配伍

合欢花 + 酸枣仁
（舒心解郁）（养血安神）

作用： 两者配伍，可加强舒心、养血安神的作用，多用于情志不舒所致的不寐、惊悸等。

合欢花 + 丹参
（舒心解郁）（清血散热）

作用： 两者配伍，有清心解郁除烦的作用，多用于缓解心血瘀阻所致的心烦、气郁、失眠。

功效主治

◎用于情志所伤引起的愤怒忧郁、心神不安、虚烦失眠、健忘等。

◎用于跌打损伤、瘀血肿痛、肺痈胸痛、吐血等。

用药禁忌

消化性溃疡及胃炎患者慎服，风热自汗、外感不眠者禁服。

夜交藤

养血安神，
祛风通络

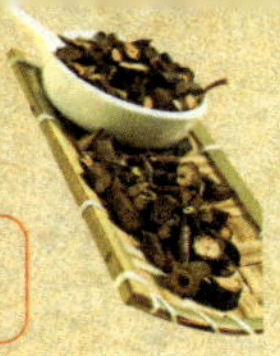

别　名	首乌藤。
性味功效	性平，味甘。归心、肝、脾、肾经。养血安神，祛风通络。
用法用量	水煎服，10～30克。

功效主治

◎用于阴血亏虚引起的虚烦、失眠、多梦等，常与合欢皮配伍使用。

◎用于血虚肢体酸痛、风湿痹痛等。

◎外洗用于皮肤疮疹瘙痒等。

用药禁忌

躁狂属实火者慎服。

古今药方

改善疥疮

夜交藤200克，水煎，每日分早、晚2次外洗。10岁以下儿童用量减半。用药后还需注意勤换洗内衣、被褥。

灵芝

安神、益寿、
固本之良药

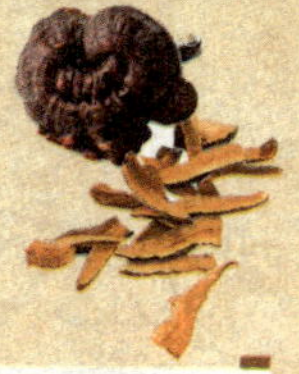

别名	灵芝草。
性味功效	性平，味甘。归心、肺、肝、肾经。补气安神，止咳平喘。
用法用量	水煎服，6～12克；研末吞服，1.5～3克。

功效主治

用于虚劳、头昏、咳嗽气喘、消化不良、体虚乏力、饮食减少、失眠健忘、高血压、高脂血症、冠心病、慢性肝炎、恶性肿瘤等。

用药禁忌

◎灵芝忌与茶、海鲜同食。

◎民间常用的一种保健酒是灵芝酒。

古今药方

养阴清热

鲜地黄20克，灵芝15克，西洋参、枇杷叶各10克，水煎，去渣留汁。每日1剂，分早晚2次服。有防治失眠咯血的作用，也有凉血止血、养阴清热的功效。

第八章 解表类养生中药

香薷

发汗解暑，行水散湿

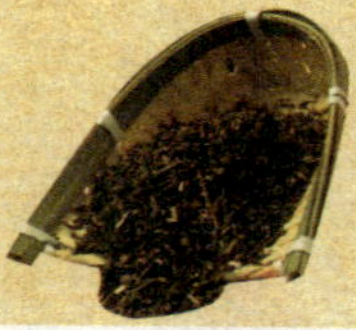

别名	香茹、香草、紫花香茅、蜜蜂草。
性味功效	性微温，味辛，无毒。归肺、脾、胃经。利水消肿，解表清热。
用法用量	煎汤或研末，3～9克。

常用配伍

香薷 + 白扁豆

（解表祛湿）（祛暑和中）

作用： 两者配伍，可加强祛暑和中的作用，多用于夏令感寒吐泻。

香薷 + 白术

（解表和中）（健脾化湿）

作用： 两者配伍，有消暑化湿的作用，多用于夏令感寒、吐泻腹痛及寒湿内蕴引起的水肿。

功效主治

用于暑湿感冒、恶寒发热、头痛无汗、胸痞腹痛、呕吐腹泻、水肿等。

用药禁忌

◎表虚多汗者忌服。

◎气虚火盛、阴虚有热者忌服。

紫苏

行气宽中，清痰利肺

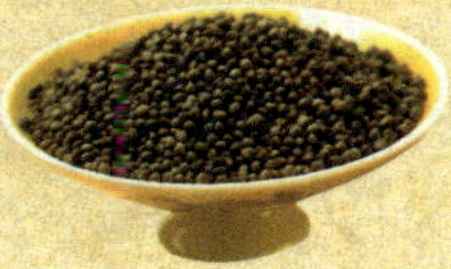

别　名	白苏、苏麻、苏草。
性味功效	性温，味辛。归肺、脾经。解表理气，清痰宽肠。
用法用量	生食、煎汤或捣敷，4～9克。

常用配伍

紫苏 + 藿香

（解表理气）（温中化湿）

作用：两者配伍，多用于改善外感风寒挟湿证、腹痛、吐泻等。

紫苏 + 黄连

（理气安胎）（清热止呕）

作用：两者配伍，有清热燥湿、安胎的作用，多用于妊娠呕吐、心烦不安、胃肠湿热等。

功效主治

用于感冒胸闷、恶寒发热、咳嗽、气喘、胎动不安、胸腹胀满、呕吐及鱼蟹中毒等。

用药禁忌

体虚乏力兼气短者、溃疡病患者、糖尿病患者、婴幼儿、老年人忌服。

防风

祛风解表，除湿止痛

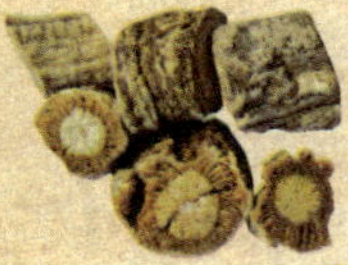

别　名	关防风、东防风。
性味功效	性微温，味辛、甘。归膀胱、肝、脾经。祛风除湿，解表止痛。
用法用量	煎汤或入丸、散，4.5～9克。

常用配伍

防风 + 天南星

（祛风除湿）（祛经络风痰）

作用：两者配伍，可加强祛风除湿、通络除痰的作用，多用于改善外邪引起的风痰壅滞经络头痛、身痛及身体麻木等。

防风 + 苍术

（散风解表）（祛风除湿）

作用：两者配伍，有祛风除湿、活络止痛的作用，多用于风湿痹痛及脾湿感染受风引起的水泻等。

功效主治

用于风寒感冒、头痛、风湿痹痛、风疹瘙痒、破伤风、骨节酸痛等。

用药禁忌

◎阴血亏虚、病不因风湿者忌服。

◎血虚痉急或头痛不因风寒者忌服。

辛凉解表药

葛根

解肌透疹，生津止渴

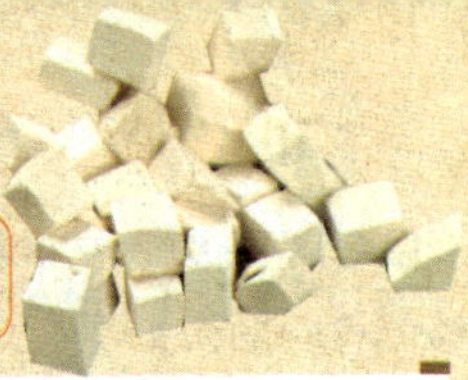

别名	粉葛、甘葛、葛藤。
性味功效	性凉，味甘、辛。归脾、胃经。健胃生津，消渴透疹。
用法用量	煎汤或捣汁，9～30克。

常用配伍

葛根 + 薄荷

（散热透疹）（清目利咽）

作用： 两者配伍，相须为用，可加强散风热、透疹的作用，多用于风热头痛、咽喉肿痛及麻疹不透等。

葛根 + 山药

（健胃生津）（健脾止泻）

作用： 两者配伍，有健脾胃、生津液的作用，多用于热病腹泻伤津和脾胃虚弱导致的泄泻，与白扁豆同用，健脾化湿效果更好。

功效主治

用于外感发热性头痛、口渴、消渴、麻疹不透、热疹、颈项强痛、泄泻等。

用药禁忌

脾胃虚寒、食少、消化不良者慎服。

柴胡

疏肝解郁，
散表泄热

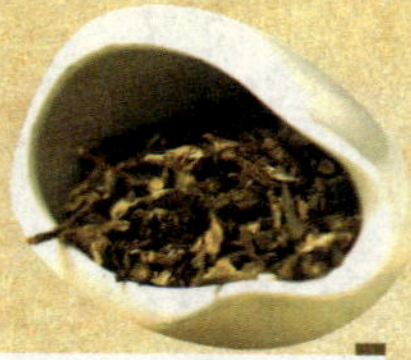

别名	柴草、茹草、香柴胡、茈胡。
性味功效	性平，味苦。归肝、胆、心包经。解郁调经，退热和解。
用法用量	煎汤或入丸、散，3~9克。

常用配伍

柴胡 + 薄荷

（疏肝解郁）（凉散疏肝）

作用： 两者配伍，可加强益气养血、解郁的作用，多用于情志不畅、胸胁满闷、月经不调等。

柴胡 + 白芍

（疏肝解郁）（养肝敛阴）

作用： 两者配伍，可疏肝解郁、和血止痛，多用于改善目眩头晕、胸胁胀痛及月经不调等。

功效主治

用于感冒发热、胸胁胀痛、月经不调、子宫脱垂、脱肛等。

用药禁忌

◎肝阳上亢、肝风内动、阴虚火旺及气机上逆者忌用或慎用。

◎忌水浸。

止盗汗茶 退热止汗

组成：

柴胡9克，胡黄连10克，糯稻根20克。

做法及用法：

将上述材料用水过滤。将过滤后的材料放入锅中，加3碗水煎煮，前二煎分作2次服，可煎4次。可每日服用1剂。

功效：

柴胡可治阳气下陷、疏肝解郁、散风退热；胡黄连能退虚热、燥湿；糯稻根是常用的除热止汗药。故此茶饮具有退热、滋阴凉血、疏泄肝气的功效，可辅助治疗潮热盗汗。

柴胡疏肝粥 疏肝解郁，理气宽中

组成：

柴胡、白芍、香附、枳壳、川芎、甘草、麦芽各10克，粳米100克，白糖适量。

做法及用法：

将上七味药煎取浓汁，去渣。粳米淘净，浸泡至软，与药汁同煮成粥。待粥熟时，加入白糖稍煮即可。每日2次，温热服用。

菊花

养肝明目，解毒消肿

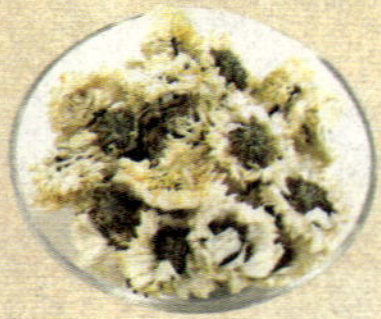

别　名	秋菊、寿客、金英、陶菊等。
性味功效	性微寒，味甘、苦。归肺、肝经。疏风泄热，明目消肿，解毒。
用法用量	煎汤，泡茶或入丸、散，10～15克。

常用配伍

菊花 + 金银花

（清热解毒）（清心胃热毒）

作用： 两者配伍，可加强清热解毒的作用，多用于各种疔疮中毒和热毒血痢等。

菊花 + 天麻

（清热息风）（平肝定惊）

作用： 两者配伍，有平肝息风的作用，多用于肝阳亢盛引起的头痛、眩晕。

功效主治

用于风热感冒、咽喉肿痛、目赤肿痛、风火头痛、鼻炎、支气管炎、痈疖疔毒、丹毒、湿疹、皮肤瘙痒、口疮等。

用药禁忌

◎脾胃虚寒、食少泄泻者慎服。

◎过敏体质者慎服。

桑菊竹叶茶 清热明目

组成：

桑叶、菊花各5克，苦竹叶30克，薄荷3克，白茅根25克，白糖适量。

做法及用法：

将以上材料放入杯内，开水冲泡10分钟即可饮用。或把所有材料放入锅内，加3碗水煎煮5分钟，最后加入白糖即可。代茶频饮。

菊花苹果茶 清热润肺

组成：

苹果1个，白菊花4朵，大枣5个。

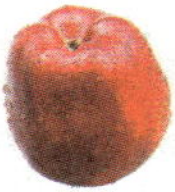

苹果

做法及用法：

苹果洗净，去皮、核，切成小块；白菊花、大枣分别洗净备用。锅中加入适量水，将苹果块、大枣放入锅中，用大火煮沸，然后转小火继续慢煮30分钟。锅中加入白菊花继续煮10分钟即可。代茶频饮，每日2剂。

功效：

此茶适用于咽喉干燥、干咳无痰者。

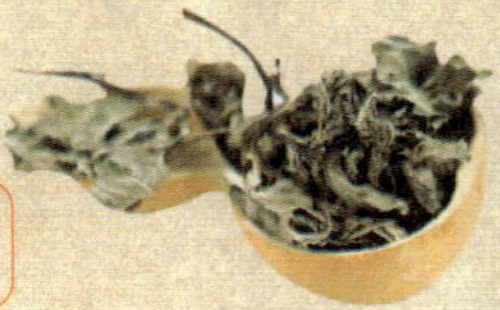

薄荷

发散风热，
利咽止痒

别　　名	夜息香、鱼香菜、狗肉香。
性味功效	性凉，味辛。归肺、肝经。解表清热，利咽解郁。
用法用量	煎服，泡茶，研末，3～6克。

薄荷为多年生草本植物，具有清热解郁、清利头目、利咽透疹的功效。李时珍曾在《本草纲目》中记载薄荷能“利咽喉、口齿诸病”。现代医学认为薄荷有镇痛、解热、祛痰、消炎、止痒的功效。

常用配伍

薄荷 + 夏枯草

（疏肝解郁）（疏肝泄火）

作用：两者配伍，可加强疏肝泄热的作用，多用于肝火过盛引起的目赤肿痛等。

薄荷 + 桔梗

（疏风散热）（宣肺利咽）

作用：两者配伍，具有清热利咽的作用，多用于缓解咽喉肿痛。

功效主治

用于外感风热、头痛目赤、咽喉肿痛等。

用药禁忌

体虚多汗、阴虚血燥者忌服。

第九章

泻下类养生中药

攻下药

番泻叶

泻热导滞，通便利水

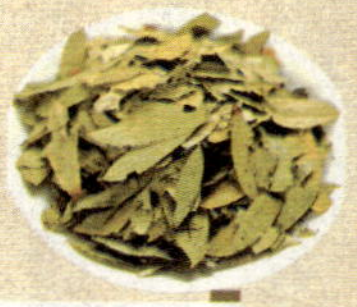

别名	泡竹叶。
性味功效	性寒，味苦。归大肠经。泻下通便。
用法用量	温水泡服，1.5～3克；水煎服2～6克，宜后下。

常用配伍

番泻叶 + 当归

（泻下通便）（活血润肠）

作用：两者配伍，有活血润燥、导滞通便的作用，多用于改善便秘。

番泻叶 + 枳实

（泻热导滞）（消积化痰）

作用：两者配伍，有导滞通便、泻热散痞的作用，多用于便秘、腹胀满者。

功效主治

用于热结便秘患者及腹水肿胀者。

用药禁忌

◎番泻叶不宜久服多服，否则会引起肠道炎症性充血和蠕动增加，产生恶心、呕吐、腹痛等不良反应，并导致体内水分不足、皮肤干燥发痒，甚至加重便秘。

◎可与木香、藿香等药物同用，以减少其不良反应。

古今药方

缓解便秘

番泻叶6克，生玉竹15克。水煎，过滤留汁，加入蜂蜜适量。适用于大便干结或不通者。

断乳

番泻叶4克，沸水冲泡，代茶饮。适用于因病或其他原因不能授乳，或婴儿长至两岁左右需断奶者。

食疗养生

番泻叶鸡汤 益气养血，润燥通便

组成：

番泻叶6克，菠菜少许，鸡蛋1个，盐、味精各适量。

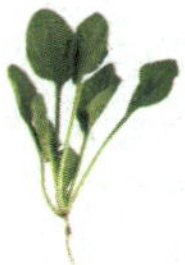

菠菜

做法及用法：

番泻叶水煎，滤渣留汁，倒入打碎的鸡蛋，加菠菜、盐、味精，煮沸即成。

功效：

适用于实热型便秘者。

芦荟

泻下，清肝，杀虫

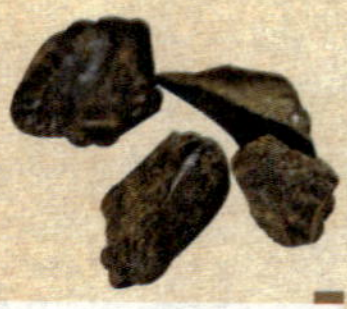

别名	奴会、讷会、象胆。
性味功效	性寒，味苦。归肝、胃、大肠经。泻下通便，清肝，杀虫。
用法用量	入丸、散服，每次1～2克。

常用配伍

芦荟 + 胡黄连

（泻热通便）（清热燥湿）

作用： 两者配伍，可清肠泄热，多用于小儿疳积消瘦、发热潮热、不思饮食。

芦荟 + 天竹黄

（导积通便）（清热化痰）

作用： 两者配伍，有凉肝泻热、凉心定惊的作用，多用于癫痫、中风、痰热咳喘等。

功效主治

◎用于热结便秘、习惯性便秘等属实证者。

◎用于肝经火盛引起的头晕、胁痛、目赤、躁狂等。

◎用于小儿虫积腹痛或疳积等。

◎用于防治溃疡，促进伤口愈合。

用药禁忌

◎芦荟有臭气，不入煎剂。

◎脾胃虚寒者、孕妇及下部有出血倾向者忌用。

古今药方

缓解烫伤

取芦荟叶1片以冷开水洗净，取汁擦洗烫伤患处，每日2～3次，具有凉血止痛的功效。

缓解擦伤

取芦荟叶适量，先用热水冲洗消毒，切开，用分泌液涂于伤处。每日数次，可达到止血止痛的效果。

食疗养生

芦荟蜂蜜茶 增强皮肤弹性

组成：

新鲜芦荟200～250克，蜂蜜适量。

做法及用法：

将新鲜芦荟洗净，用刀去除绿色部分的叶皮，留下透明的叶肉，切小丁。将切成小丁的芦荟放入小锅中，加入200毫升清水煮沸，放凉。依据个人口味调入蜂蜜拌匀，即可饮用。每日1剂，代茶温饮。

大黄

缓解积滞便秘之要药

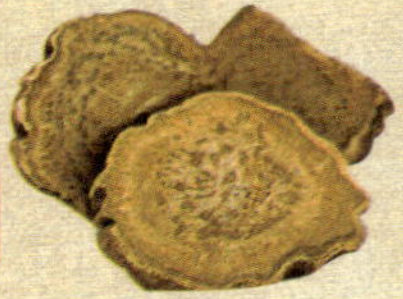

别　名	将军、川军。
性味功效	性寒，味苦。归脾、胃、肝、心包、大肠经。清热泻火，凉血解毒。
用法用量	水煎服，5～15克；外用适量。

功效主治

◎用于大便燥结、热结便秘等属实证者。

◎用于火热上炎引起的目赤、咽喉肿痛、牙龈肿痛等。

◎用于血热妄行引起的吐血、咯血等。

◎用于瘀血凝滞引起的产后腹痛、月经不调、跌打损伤等。

◎外敷用于热毒疮疖及烧烫伤。

用药禁忌

◎大黄入煎剂宜后下，或用沸水泡服，否则会减弱药效。

◎服用大黄后，其色素会从小便或汗腺中排出，故小便、汗液可出现黄色。

◎女性胎前产后及月经期要忌用。

◎脾胃虚弱、气虚、无积滞或无瘀结者忌用。

◎哺乳期妇女忌用，否则婴儿吮食乳汁可能引起腹泻。

牵牛子

泻下逐水，杀虫止痛

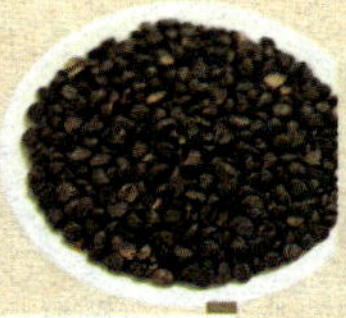

别名	黑白丑。
性味功效	性寒，味苦，有毒。归肺、肾、大肠经。泻下逐水，去积杀虫。
用法用量	水煎服，3～9克。

常用配伍

牵牛子 + 沉香

（泻下通利）（温阳化气）

作用： 两者配伍，可加强降泄通利的作用，多用于脾肾阳虚所致的水肿腹胀、四肢肿胀等。

牵牛子 + 小茴香

（泻水通便）（补肾散寒）

作用： 两者配伍，有温阳利水的作用，加姜汁用于水饮诸疾。

功效主治

◎用于热结便秘者。

◎用于急性积滞、肠道闭塞等。

◎用于蛔虫、姜片虫等引起的腹痛。

用药禁忌

体质虚弱、脾胃虚弱或气虚腹胀者及孕妇忌用。

火麻仁

润肠通便之良药

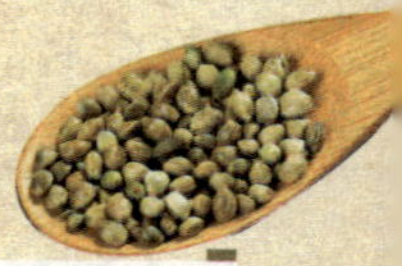

别　名	大麻仁、麻子仁。
性味功效	性平，味甘。归脾、胃、大肠经。润肠通便。
用法用量	水煎服，10～15克，打碎入煎。

常用配伍

火麻仁 + 当归

（润燥通便）（养血润燥）

作用： 两者配伍，可加强润燥滑肠的作用，多用于热病津枯、老年津血亏乏、血虚便秘等。

火麻仁 + 苏子

（润燥通便）（滑肠通便）

作用： 两者配伍，有润燥通便的作用，多用于产后大便不通、老年津枯便秘等。

功效主治

◎用于老人、产妇、体弱者肠燥便秘。

◎用于血虚头发脱落不生者。

用药禁忌

◎火麻仁不宜大量食用，以免引起中毒。

◎孕妇不宜长期大量服用。

◎火麻仁不宜与牡蛎、白薇、茯苓等配伍使用。

第十章

消导类养生中药

鸡内金

消食化积，化结石

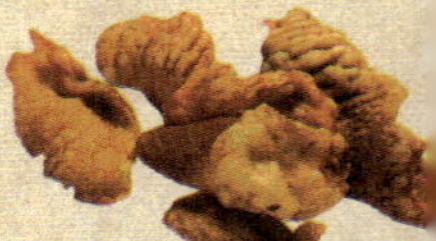

别名	鸡肫皮。
性味功效	性平，味甘。归脾、胃、膀胱经。消食健胃，涩精止遗。
用法用量	水煎服，3～10克。

常用配伍

鸡内金 + 白术

（健脾消积）（健脾益气）

作用： 两者配伍，可加强健脾消积的作用，多用于脾胃虚弱、积滞不消引起的脘腹痞闷、胀满等。

鸡内金 + 丹参

（消食健脾）（活血化瘀）

作用： 两者配伍，有祛瘀消积的作用，多用于食积有瘀引起的胃脘痛。

功效主治

◎用于米、面、薯、芋、肉等食积不化、消化不良、小儿疳积等。

◎用于尿路结石、胆结石。

用药禁忌

◎脾虚无积者慎用。

◎研末服用比水煎服用效果好。

古今药方

改善上尿路结石

生鸡内金（研末）250克、核桃仁（研碎）500克混合后，加蜂蜜500毫升，拌匀。每次30克，用沸水冲服，每日早、晚各1次，14日为1个疗程，疗程之间隔7日。需注意服药期间宜多饮水，可配合口服利尿药。服药后做适度的跳跃或上下楼梯的活动，以促进结石的排出。

食疗养生

鸡内金陈皮粥 利胆消石

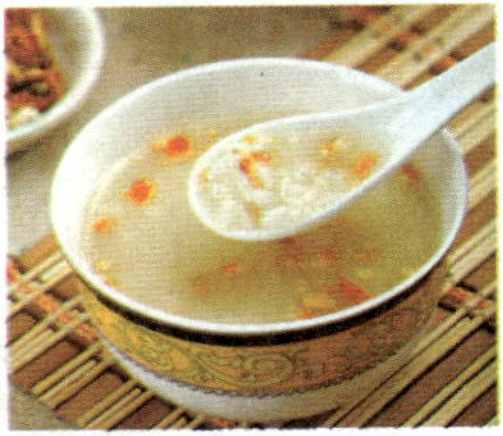

组成：

鸡内金10克，陈皮6克，糯米50克。

做法及用法：

鸡内金、陈皮一同研末，用小火先煎30分钟，加入糯米煮成稠粥，每日分2次空腹食用。

功效：

适用于胆结石患者。

神曲

消食解胀，
增加食欲

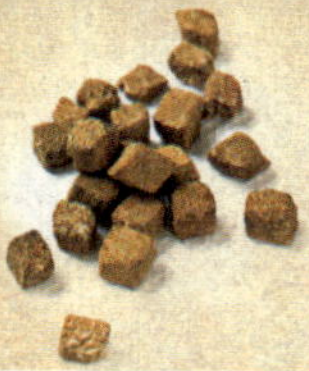

别　名	六神曲。
性味功效	性温，味甘、辛。归脾、胃经。消食和胃。
用法用量	水煎服，6～15克；消食宜炒焦用。

常用配伍

神曲 + 人参
（导胃肠）（补脾胃）

作用：两者配伍，相须为用，有健脾和胃的作用，多用于腹部胀满、脾虚积滞、大便溏泄等。

神曲 + 鸡内金
（化食消积）（消食开胃）

作用：两者配伍，有化滞开胃的作用，多用于纳呆食少、胃口不开、食滞内停、吐泻等。

功效主治

◎用于消化不良、食欲不振、肠鸣泄泻等。
◎用于感冒兼有食滞及产后瘀血、腹痛者等。

用药禁忌

◎脾阴虚、胃火盛者不宜用。
◎孕妇慎用，易引起坠胎。
◎凡外感风热、内热炽盛等不宜单味药服用。

古今药方

减肥消脂

山楂20克，神曲、麦芽、莱菔子、泽泻、云茯苓、草决明、茶叶、藿香、赤大豆、陈皮、夏枯草各7克。水煎，过滤留汁，每日1次。

回乳

神曲30克，炒麦芽25克。水煎服，坚持每日1次。

食疗养生

神曲谷麦粥 健脾开胃

组成：

炒麦芽、神曲、炒谷芽各10克，粳米50克，白糖适量。

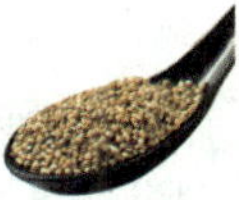
谷芽

做法及用法：

将炒谷芽、炒麦芽、神曲水煎，过滤留汁，加入粳米煮粥，加入白糖。每日分早、晚2次服用。

功效：

适用于小儿厌食、小儿疳积等。

莱菔子

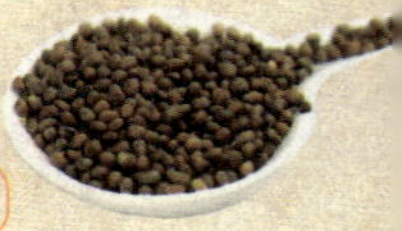

消食兼降气

别　　名	萝卜子。
性味功效	性平，味辛、甘。归脾、胃、肺经。消食除胀，降气化痰。
用法用量	水煎服，6～10克。

常用配伍

莱菔子 + 山楂

（降气消痰）（健胃助食）

作用： 两者配伍，可加强消食化积的作用，多用于食滞引起的脘腹胀痛、腹痛、泻痢等。

莱菔子 + 杏仁

（降气化痰）（宣肺止咳）

作用： 两者配伍，有化痰止咳的作用，多用于痰气不利所致的慢性咳嗽。

功效主治

用于食积不化兼脾胃气滞引起的腹胀腹满、嗳气吞酸、腹泻等，尤以消面食积滞为特长。

用药禁忌

◎莱菔子易耗气，无食积、气血虚弱者忌用。

◎不宜与人参同用。

莱菔子粥 行气消积

组成：

莱菔子10克，粳米50克。

做法及用法：

将莱菔子炒至香熟，然后研成细末。将粳米淘洗后浸泡至软，加入适量清水煮粥，待粥将熟时，每次调入炒莱菔子末5克左右，稍煮即可。趁热喝粥1碗，每日2次，连用2天。

山药莱菔子粥 消食理气，清肠通便

组成：

粳米100克，山药150克，莱菔子50克。

做法及用法：

把莱菔子用纱布袋装好；粳米洗净，浸泡至软。将山药去皮，洗净，切小块，与粳米、纱布袋装的莱菔子、适量清水共煮成粥即可。

功效：

山药有补脾益胃、益气补肾之功效，莱菔子有降气化痰、消食的功效。两者搭配食用，使此粥具有益气消食、润肠通便的作用，适用于消化不良、脘腹胀满者。

山楂

消食化积、
行气散瘀之要药

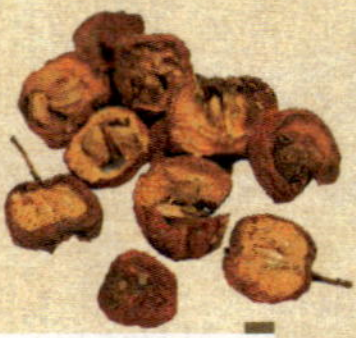

别　名	红果、胭脂果。
性味功效	性微温，味酸、甘。归脾、胃、肝经。消食化积，行气散瘀。
用法用量	水煎服，10～15克，大剂量可用到30克。

常用配伍

山楂 ＋ 陈皮

（消食导滞）（理气健脾）

作用： 两者配伍，有理气消食的功效，多用于改善气滞积食引起的脘腹胀满、食欲不振等。

山楂 ＋ 木香

（消积化滞）（健脾消食）

作用： 两者配伍，有消食导滞、行气止痛之功效，多用于改善消化不良、脘腹胀满等。

功效主治

◎促进消化，用于油腻肉食引起的食积。

◎用于产后瘀阻腹痛、恶露不尽、血瘀、闭经、痛经等。

用药禁忌

◎脾胃虚弱者及孕妇应慎服。

◎不宜与海鲜、人参、柠檬同食。

◎胃酸过多、十二指肠溃疡和龋齿者忌食。

麦芽

消食消胀，健脾开胃

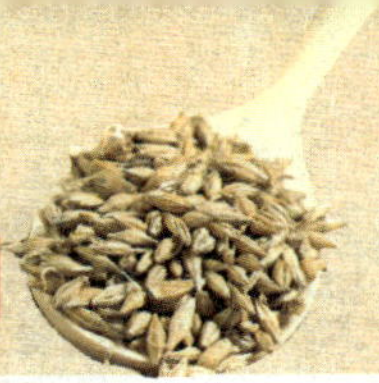

别名	大麦芽。
性味功效	性平，味甘、咸。归脾、胃经。消食健胃，回乳消胀。
用法用量	水煎服，10～15克。

常用配伍

炒麦芽 + 神曲

（退乳消胀）（消食调中）

作用：两者配伍，可加强消食、回乳的作用，多用于食积不消、回乳等。

炒麦芽 + 干姜

（健胃消食）（温中散寒）

作用：两者配伍，有温胃消食的作用，多用于改善脾胃虚弱等。

功效主治

◎用于因食用米、面、薯、芋等食物引起的积滞不消、腹胀、脾虚食少等。

◎用于乳汁郁结、乳房胀痛、哺乳女性断乳等。

用药禁忌

◎哺乳期不宜服用。

◎脾胃虚弱、痰火哮喘者及孕妇忌服。

鸡矢藤

消食导滞，止痛解毒

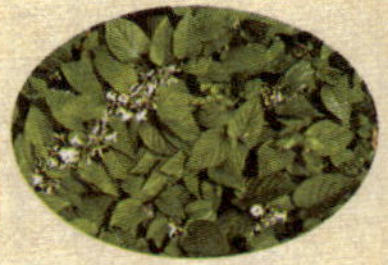

别名	臭藤。
性味功效	性微寒，味甘、苦。归心、肝、脾、肾经。消食健胃，清热解毒，止痛。
用法用量	水煎服，15～60克；外用适量。

功效主治

◎用于饮食积滞、小儿疳积、食积腹痛腹泻等。

◎用于风湿痹痛。

◎用于痰多咳喘等。

◎用于咽喉肿痛、风湿痹痛、脘腹疼痛等。

◎用于跌打损伤、女性痛经、神经痛等多种疼痛。

◎鲜品捣烂外敷或煎汤外洗缓解神经性皮炎、疮疡肿毒、湿疹或皮肤瘙痒等。

用药禁忌

缓解胃痛单味煎服或用酒浸饮服即效。

第十一章 祛风湿类养生中药

桑寄生

补益肝肾，祛风通络

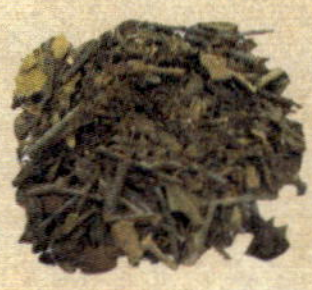

别　名	桑上寄生、寓木、宛童。
性味功效	性平，味苦、甘。归肝、肾经。养血安胎，补肝肾，祛风湿。
用法用量	煎汤，浸酒，捣汁饮，9～15克。

常用配伍

桑寄生 + 续断

（养血润筋）（通利关节）

作用： 两者配伍，可加强祛风湿、通关节的作用，多用于肝肾亏损所致的腰膝疼痛、胎动不安、妊娠腰痛等。

桑寄生 + 阿胶

（养血安胎）（滋阴止血）

作用： 两者配伍，有养血、安胎的作用，多用于血虚胎动不安、漏血等。

功效主治

◎用于血虚失养的关节不利、筋骨痿软、腰膝酸痛、血虚胎动不安等。

◎用于祛风湿、养血润筋。

◎用于风寒湿痹及肝肾不足。

◎用于产后乳汁不下。

威灵仙

祛风除湿，通络止痛

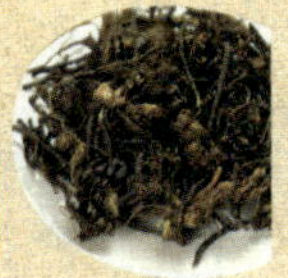

别　名	百条根、老虎须等。
性味功效	性温，味辛、咸。归膀胱经。祛风除湿，通经畅络，止痛。
用法用量	煎汤，浸酒或入丸、散，3～9克。

常用配伍

威灵仙 ＋ 五灵脂

（通经畅络）（散瘀利脉）

作用： 两者配伍，可加强祛风除湿、通经畅络的功效，多用于风湿所致的手足麻木疼痛。

威灵仙 ＋ 川牛膝

（祛风除湿）（活血通经）

作用： 两者配伍，可减少风湿阻滞经络、关节疼痛，多用于缓解下半身痹痛。

功效主治

◎用于风湿痹痛、肢体麻木。

◎用于腰膝疼痛、筋脉拘挛、屈伸不利。

◎用于鱼骨鲠喉等。

用药禁忌

气虚血弱、无风寒湿邪者忌服。

苍耳子

散风除湿，通鼻窍

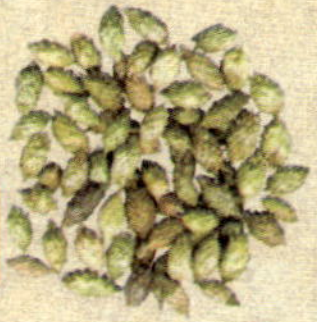

别　名	苍子、胡苍子、老苍子。
性味功效	性温，味辛、苦，有小毒。归肺经。通鼻窍，止痒，散风祛湿。
用法用量	煎汤或入丸、散，6～9克。

常用配伍

苍耳子 + 白蒺藜

（消风止痒）（解郁散结）

作用：两者配伍，可加强散风止痒的作用，多用于皮肤湿疮、瘙痒、疥癣、白癜风，内服外洗皆可。

苍耳子 + 威灵仙

（发散风湿）（疏通经络）

作用：两者配伍，有散风除湿的作用，多用于风湿痹痛或局部皮肤麻木不适。

功效主治

用于风湿、鼻渊流涕、风疹头痛、湿痹拘挛、风疹疥癣、皮肤湿疮等。

用药禁忌

◎虚性头痛、痹痛者禁服。

◎苍耳幼苗有剧毒，禁服。

独活

祛风除湿，通痹止痛

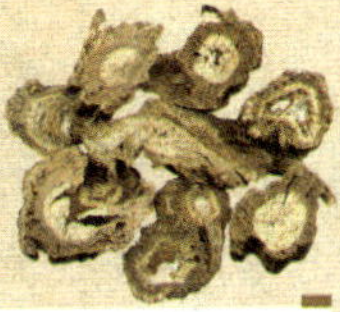

别　名	羌青、独摇草。
性味功效	性温，味辛、苦。归肾、膀胱经。散风寒、除湿邪，通痹止痛。
用法用量	煎汤，浸酒或入丸、散，3～9克。

常用配伍

独活 + 细辛

（祛风除湿）（祛风散寒）

作用： 两者配伍，可加强散寒、祛湿、通痹止痛的作用，多用于下肢痹痛。

独活 + 桑寄生

（通痹止痛）（养肝益肾）

作用： 两者配伍，可用于风湿痹证、肝肾不足、腰膝酸痛、关节筋脉失养等。

功效主治

◎用于改善风寒湿痹。

◎用于下肢疼痛，散寒止痛。

◎用于少阴伏风头痛齿痛等症。

◎用于抗炎、降压、抗菌、抗肿瘤等。

◎用于中风湿冷、奔喘逆气。

用药禁忌

阴虚血燥者慎服。

木瓜

舒筋活络，
除湿和胃

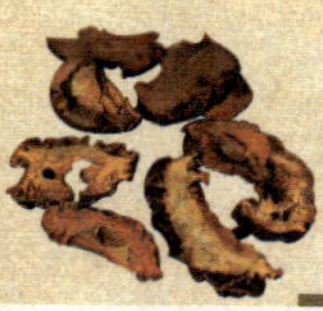

别　　名	皱皮木瓜、铁脚梨。
性味功效	性温，味酸、涩。归肝、脾、胃、肺经。舒筋活络，和胃化湿。
用法用量	水煎服，6～9克。

功效主治

◎用于风湿痹痛引起的筋脉拘挛、腰膝关节酸重疼痛等。

◎用于肝脾不和引起的吐泻转筋、脚气水肿等。

◎用于消化不良和便秘。

◎用于辅助治疗皮外伤或其他外伤。

◎用于去痰、止痢。

◎用于排除体内的多余毒素。

用药禁忌

◎脾胃虚寒或体虚者不宜多食，易致腹泻。

◎湿热偏盛、小便淋闭者慎用。

◎木瓜中的番木瓜碱有小毒，每次食量不宜过多。

◎孕妇不宜吃木瓜的主要原因是木瓜虽不会影响胎儿，但是会引起子宫收缩腹痛。

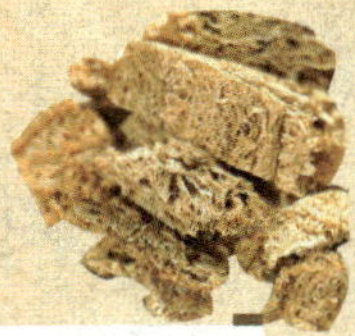

丝瓜络

通行经络之佳品

别　名	丝瓜网、丝瓜壳、瓜络。
性味功效	性凉，味甘。归肺、胃、肝经。祛风，通络，活血化湿。
用法用量	水煎服，4.5～9克；外用适量。

丝瓜络体轻通利，可通行经络，具有消肿通乳、利尿解毒的功效。李时珍曾在《本草纲目》中记载，丝瓜“能通入脉络脏腑，而去风毒，消肿化痰，祛痛杀虫及治诸血病也”。

功效主治

◎用于风湿痹痛、手足拘挛、关节疼痛等。

◎用于胸胁胀痛。

◎用于乳痈、乳汁不通、咳嗽痰多等。

古今药方

改善急性乳腺炎

丝瓜络、全瓜蒌各30克，水煎，过滤留汁，再加入红糖适量，趁热服用，每日1剂，连服至见效止。

桑枝

善于缓解上肢风湿痹痛

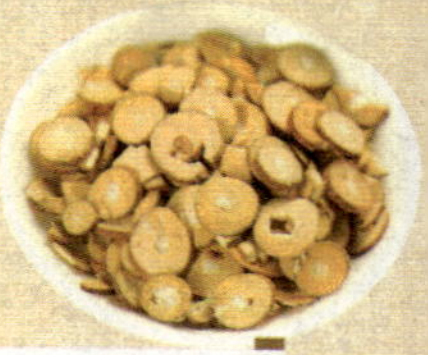

别名	桑条。
性味功效	性平，味微苦。归肝经。祛风湿，利关节。
用法用量	水煎服，9～15克；外用适量。

慧眼识真伪

桑枝于每年的春末夏初进行采收，其表面呈灰黄色或黄褐色，外形呈长圆柱形，长短不一，直径0.5～1.5厘米，表皮有较多黄褐色点状皮孔及细皱纹，质地较坚硬。气微，味淡。以质嫩，断面呈黄白色者为佳。

功效主治

◎用于肩臂关节风湿酸痛麻木。

◎用于水肿、小便不利、脚气水肿等。

◎用于喘嗽逆气、中风歪斜、咳嗽、壮肺气、燥湿、滋肾水、通经等。

用药禁忌

偏寒者配桂枝，以增温经之功；偏热者配络石藤、忍冬藤，以增清热之效。

路路通

祛风活络，利水通经

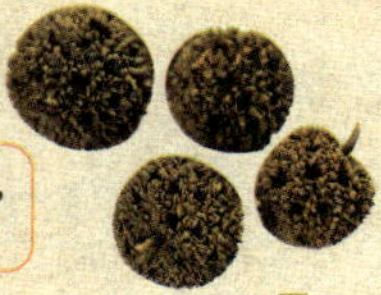

别　名	枫实、枫果枫球子。
性味功效	性平，味苦、微涩。通行十二经。祛风活络，利水，通经。
用法用量	水煎服，5～9克；外用适量。

慧眼识真伪

路路通气微香，味淡，以色黄、无泥、无果柄者为佳。表面呈灰棕色至棕褐色，基部有圆柱形果柄，长3～4.5厘米，易折断或仅具果柄痕。小蒴果顶部可见种子，发育不完全的种子比较细小，表面呈黄棕色、亚棕褐色，发育完全者较少，外形呈扁平长圆形，具翅，颜色为褐色。

功效主治

◎用于风疹瘙痒，能祛风止痒，内服、外用均可。

◎用于风湿关节痹痛、麻木拘挛、水肿胀满、小便不利、乳少、经闭等。

用药禁忌

◎阴虚或月经过多者忌用。

◎孕妇忌用。

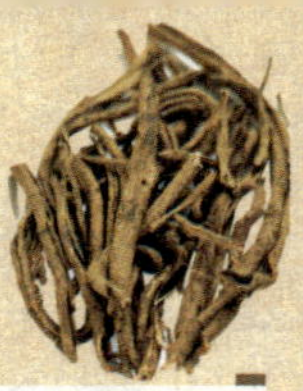

五加皮

祛风湿，强筋骨

别　名	南五加皮。
性味功效	性温，味辛、苦。归肝、肾经。祛风湿，补肝肾，强筋骨，利水。
用法用量	水煎服，4.5～9克；或适量入丸、散。

常用配伍

五加皮 + 威灵仙

（强健筋骨）（疏通经络）

作用： 两者配伍，有祛风湿、强筋骨、止疼痛的作用，多用于风湿痹痛。

五加皮 + 远志

（祛风除湿）（祛湿痰、利窍）

作用： 两者配伍，有祛风湿、祛湿痰、利窍的作用，多用于皮肤湿肿、骨节疼痛。

功效主治

◎用于风湿痹痛、四肢拘挛等。

◎用于肝肾不足所引起的筋骨痿软、小儿行迟、体虚乏力等。

◎用于水肿、脚气、缓解关节疼痛等。

用药禁忌

阴虚火旺者慎用。